JN271822

ワンランク上のジャーナルに
アクセプトされる
英語医学論文作成術

最新の臨床研究から
学ぼう！

著●田村房子
ASCA Corporation

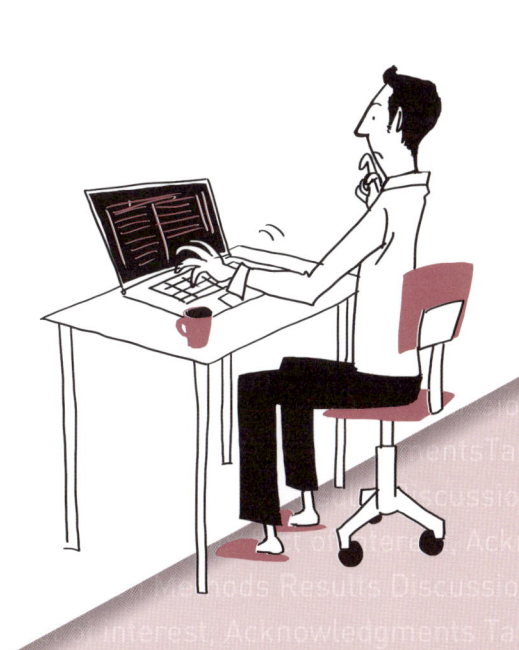

中山書店

序

　このたび『ワンランク上のジャーナルにアクセプトされる英語医学論文作成術―最新の臨床研究から学ぼう！』を皆様にお届けします．長いタイトルで恐縮ですが，"最新の臨床研究"へのこだわりを一冊にまとめたつもりです．本書は，基礎研究を主とした『インターネット時代の英語医学論文作成術―プロが使っている究極のワザ』（中山書店，2006年）の多くの読者の声に励まされ，誕生しました．激励しつつ臨床編を待っていてくださった方々に深く感謝いたします．

　時代は大きく変貌し続けています．医学英語でも，端正なnative Englishから端正さを少し欠いたglobal Englishの容認へと移行せざるを得ません．書き手として，アジア人を筆頭に，全世界の人種が参入してきたからです．専門分野の先行文献を読み，それらを引用したうえで，自分の主張をまず著者全員，次いでreviewersにできる限り速やかに認めてもらう．そのためには最新の先行論文まで読解し，読み取った英語を利用して英文を作成せねばなりません．コピペ（コピーし，ペイストする）は不可．対策は，規定に従って引用し，paraphrasing（言い換え）を上手に多用することです．本書では，この点を繰り返し強調しました．

　本書は，これから世界に羽ばたく研究者の方々の勉学の支援となれるよう，編纂．一貫して，頻出する重要な用語や箇所は太字に，意味的あるいは表現的に注意してほしい（問題となる）箇所はピンク色でマーキングし，最留意すべき点はポイントとして赤字で目立たせました．また，これらに次ぐ注意を喚起するために，下線や二重下線を使用し，できる限り，英文と和文を対比できるように工夫．本書は，まずオンラインで少しずつ発表してきましたが，その間に基準としたICMJE統一規定が2013年12月に更新されたため，変更点を取り入れて修正し，本書として仕上げました．

本論とは別に，論文投稿に関するコラムとして 19 項目取り上げました．アスカコーポレーションで投稿論文業務に携わっているメンバーが中心になって記事を書いてくれました．投稿に不慣れな方の不安が少しでも和らげば幸甚です．

　読者の皆様には，本書を通じて問題個所があればご教示くださいますよう，お願いいたします．本書が少しでもお役に立つことを切に祈念いたします．

　亡夫 医師，田村 清に本書をささげます．

2014 年 8 月

田村房子

アクセプトされる英語医学論文作成術
目次

section 1　はじめに … 2

- 臨床研究の種類 … 3
- 論文の構成 … 4
- 論文作成の前に … 6

section 2　タイトルとアブストラクトで勝負　論文作成 … 10

- タイトル——論文のフレーム（問いと答え）から … 10
- アブストラクト——構造化抄録（IMRAD） … 14
- 臨床研究例 … 14
- 臨床試験例 … 16

section 3　気配りが大切　表現，略語・記号，単位，キーワードなど … 20

- よく使われる表現 … 20
- 略語・記号 … 21

単位 ·· 24
キーワード ·· 25
その他 ·· 26

section 4 使いたいテクニック　30

簡潔な表現——ワードカウントは怖くない ·· 30
言い換え——ワンランク上への道 ·· 37

section 5 図表の説明　42
Tables & Figures

図の概略 ·· 43
図のタイトルと説明（Legends） ·· 45
表の概略 ·· 48
表のタイトルと説明（Legends） ·· 49

section 6 緒言で研究の目的を明確に　52
Introduction

構成 ·· 52
臨床研究例 ·· 53
臨床試験例 ·· 56
先行研究のスマートな紹介文例 ·· 58

section 7 方法の決まり文句
Methods
60

規定事項 60
臨床研究例 62
臨床試験例（介入のある場合）................................ 65
Treatment でよく使われる表現 68
統計 69

section 8 結果の示し方
Results
72

規定事項 72
臨床研究例 73
臨床試験例（第Ⅱ相治験例を取り上げました）........ 77
よく使う表現 81

section 9 考察は説得力のうでくらべ
Discussion
84

規定事項 84
臨床研究例 85
臨床試験例 92

section 10 もうひとつの臨床研究
症例報告　98

section 11 引用文献，利益相反，謝辞　106
References, Conflict of interest, Acknowledgments

引用文献（References） 106
利益相反（Conflict of interest：COI） 110
謝辞（Acknowledgments） 111

section 12 論文投稿　114

カバーレター 114
リバイスする場合 118
リジェクトされた場合 122
オープンアクセスジャーナル 124
ジャーナルサブミッションサービスを使おう 124

コラム

コピペで論文を作ってもいい？	5
英語と日本語①　読書は後ろから前へ？	7
ちょっと待って！　その論文，そのまま投稿できますか①	12
英語と日本語②　「〜を試みる」は英語でどう言えばいい？	19
ちょっと待って！　その論文，そのまま投稿できますか②	22
ICMJEと臨床試験登録システム	28
同時に2誌に投稿してもいい？	32
英語と日本語③　「〜による ---」は英語でどう言えばいい？	38
英語と日本語④　「〜を示す」は英語でどう言えばいい？	41
英語と日本語⑤　英語と日本語の綾なす関係	51
患者さんの権利を守る	83
ちょっと待って！　その論文，そのまま投稿できますか③	91
われわれはオーサーシップに則り・・・	97
Native校正済みなのに，英語が悪いってどういうこと？	105
利益相反なんて怖くない	113
これは多重出版ですか？	115
翻訳会社とも長いお付き合いを	117
Never give up！	120
オープンアクセスジャーナルに投稿したらいくらかかるの？	123

ワンランク上のジャーナルに
アクセプトされる
英語医学論文作成術
最新の臨床研究から学ぼう！

section 1 はじめに

　『インターネット時代の英語医学論文作成術』の初版を出していただいた時から8年が経ちました．この間に世の中は大きく変貌し，医療における診断法や治療法も進歩するとともに関連文書の表現まで進化しています．また，本年（2014年）3月には日本の臨床医学論文数が低下しているとの政府発表もありました．このたび多くの読者の方々の声に押されて，文献のアップデートを兼ねつつ，臨床研究を中心とした続編を書かせていただきます．若手研究者への応援の一端になればうれしいことです．主として用いる文献は，臨床部門であいかわらず名を馳せる非学会誌の The New England Journal of Medicine（N Engl J Med または NEJM）に加え，米国臨床腫瘍学会 The American Society of Clinical Oncology（ASCO）の学会誌（official journal）である Journal of Clinical Oncology（J Clin Oncol または JCO）から選出したいと思います．

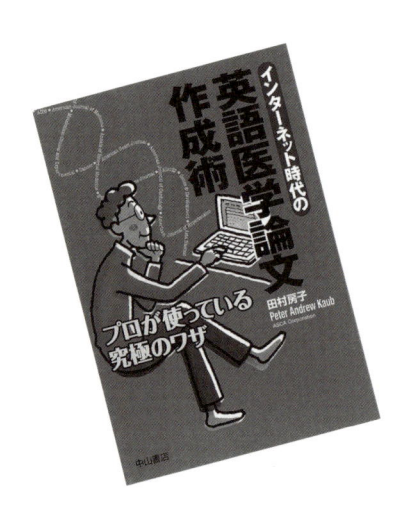

臨床研究の種類

　臨床研究とは臨床現場で行われる研究のことですが，臨床試験や治験と同じでしょうか．いいえ，臨床研究（clinical research）という概念が一番大きく，これを大別すると，ヒト（患者や健常者）の血液検体などの検査データや細胞の遺伝子情報などを用いる観察研究（observational study）と患者や健常者に直接介入して投薬や手術を行う介入研究（intervention study）に分けることができます．前者は狭義の臨床研究（clinical study），後者は臨床試験（clinical study/trial）とよばれます．Clinical study を使う場合には，データ収集が後向き（retrospective study）なら臨床研究，前向き（prospective study）なら臨床試験をほぼ指しているようです．さらに臨床試験は，医師主導の臨床試験（予防，診断，治療など；clinical study/trial）と，新薬（未承認薬）開発のために企業主導で行う治験（治療試験；clinical trial）に分かれます．医師主導の臨床試験のうち，承認薬の適用拡大を目指す場合は clinical trial がよく用いられます．この流れに並行して，がんの治療では，承認薬の併用による標準治療法の確立という目的が多くなったので，臨床試験＝ clinical trial と考える人もでてきました．近年，臨床試験研究会 Japan Society of Clinical Trials and Research が発足したので，臨床試験・研究について詳しく知りたい方は（http://www.j-sctr.org/index.html）へアクセスしてみてください．

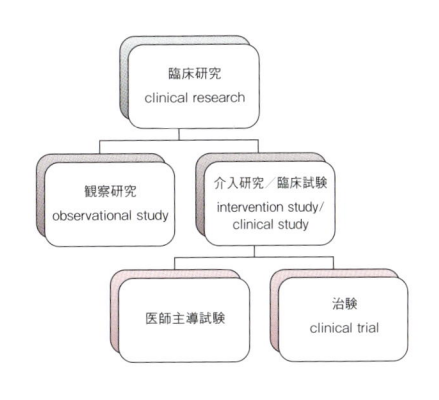

　概念としては，clinical research ＞ clinical studies ＞ clinical trials と考えていいのではないでしょうか．用語や単語を日本語 versus 英語で覚えるだけでなく，概念も合わせて覚えると，英文をブラッシュアップするとき，言い換えを行うときに役立ちますよ．

　今回取り上げたいのは，若手研究者に身近な狭義の臨床研究（症例報告，アンケート調査を含める）と医師主導の臨床試験です．国民の約半分が罹るといわれるがんに対する clinical trial は，当然中堅以上の研究陣が関わっていると思われるため，本書の趣旨を逸脱しますが，知りたいというご要望も強いので，ちらりちらり覗いてみましょう．

　次に論文の種類について調べてみます．N Engl J Med のホームページ（http://www.nejm.org/）にある Author Center Resources の How To Determine Your Article

Typeでは Original research (original articles), Clinical cases, Review articles, その他がリストアップされています．原著論文，症例（報告），総説などに相当しますが，まずは原著論文，その後 Brief report の症例報告を扱いたいと思います．

一方，JCO（http://jco.ascopubs.org/）では Original report という言葉が使われていて，Clinical trial に関する報告かそれ以外かが問われています．Clinical trial に関しては Registration が必要であり，詳細は後章で述べたいと思います．

論文の構成

現在，医学論文は世界的な統一規定（Uniform requirements）に沿って書くことが求められていますが，ご存知ですね．では Uniform Requirements for Manuscripts Submitted to Biomedical Journals: Writing and Editing for Biomedical Publication Guideline が掲載されている International Committee of Medical Journal Editors (ICMJE)（http://www.icmje.org/）にアクセスしてみましょう．あれあれ，ICMJE Recommendations（Recommendations for the Conduct, Reporting, Editing and Publication of Scholarly Work in Medical Journals）に名称が変わっている！　さらに biomedical ではなく medical に絞ってあります．2010年にリバイスされたようです．いや，2013年12月に再び更新されました！　時代の流れは速い．アップデートを急がなくては．最新版に従って，随所で規定を更新します．

Preparing a Manuscript for Submission to a Medical Journal の項へ入り，ざっと読んでみると，original research の本文の構成は IMRAD（または IMRaD）であることに変わりはありません．これは任意のフォーマットではなく，科学的発見の過程を反映する構造だからでしょう．**I**ntroduction, **M**ethods, **R**esults, **a**nd **D**iscussion（はじめに／緒言，方法，結果，考察／考案）の4セクション（節）からなります．さらに各節に小見出しをつけると読みやすくなります．

メタアナリシスや症例報告，総説の場合は IMRAD 方式をとりません．医学誌の多くが，ICMJE Recommendations に基づいて論文を作成することと明記しているので，ぜひ一度目を通してみてください．

投稿する論文は本文だけではありません．基本的には，Title（タイトル／表題），Author information（著者［複数］の名前・所属など），Abstract（要旨／抄録），Text（本文），Tables（表），Figures（図），Acknowledgements（謝辞），References（参考文献）リストが一式として加わります．Cover letter（カバーレター）や Short title, Key words, Word count（単語数），図表の数，Conflict of interest statement（利益相反事項の表示）などが必要な場合もあります．これらはすべて，各誌の投稿規定

> **Column**

コピペで論文を作ってもいい？

　英文校正をご依頼くださったA先生．「IntroductionとMethodsのこの部分は，英文校正は不要です．この箇所は既にでている論文からコピー＆ペーストで取ってきたので，英語としては問題ないはず．まるまる論文の内容を取ったわけではないから問題ないのでは？」

　インターネットなどで見つけた表現をそっくりそのまま「コピペ」して自分の論文に使用する行為は剽窃（plagiarism）と呼ばれ，ICMJEの声明の中でも代表的な科学的不正行為のひとつに挙げられています．科学研究はoriginalなものであるべきという観点から，たとえ1センテンスであっても剽窃は行うべきではないと考えられています（一般的に許容されるのはせいぜい10語程度）．もし掲載された論文に剽窃が見つかってしまったら，論文の取り下げ（retract）は免れないでしょう．なお，自分の論文をコピペすることも自己剽窃と呼ばれ，不正行為とみなされます．

　掲載後の論文の取り下げは，ジャーナルにとっても大問題です．近年では剽窃をチェックするための取り組みも進んでおり，データベースを利用した検出ソフトウェアが開発されています．iThenticate®（iParadigms LLC）などは代表的なツールですが，原稿を既存のデータベースと照合しテキストの一致割合を調べるというもので，多くのジャーナル編集部に採用されているようです．今後大学などでの導入も進むと考えられるので，「バレるはずがない」というのは甘い考えということになりそうです．

　日本では不幸にして論文コピペ疑惑が大きな話題となってしまいましたが，本書を手に取られた皆様がこのような災いに巻き込まれることのないよう，またこの本の内容がご自身の英語を書くための一助となれば幸いです．

に述べられているので，まず JCO と N Engl J Med の最新の投稿規定を読んでみましょう．

論文作成の前に

▶投稿規定をチェック

投稿規定は学会誌と非学会誌では，かなり異なるのでしょうか．Original research の場合の基本的な項目を表にしてみました．JCO は **MANUSCRIPT PREPARATION GUIDELINES** の Submission Check list で，N Engl J Med は Author Center の How to prepare a new manuscript で **New Manuscripts** の下，述べられています．形式的には，当然ながら問題はありません．異なるのは全体の word count が JCO で 300 words 多いこと，図表の数も 1 つ多く，Abstract の最初が Purpose になっていることです．ともに References の数に制限はなくなりました．以前の 40 という数を超えるのは少数なのかもしれません．

	JCO	N Engl J Med
Abstract	≤ 250 words	≤ 250 words
Text	≤ 3,000 words	≤ 2,700 words
References	（制限はないが数を表示する．引用順に数字をふる）	（制限なし．引用順に数字をふる）
Tables & Figures	≤ 6	≤ 5
Structured Abstract (IMRAD)	Purpose Methods Results Conclusion	Background Methods Results Conclusions

Column

英語と日本語① 読書は後ろから前へ？

　英文を読むとき，when や because, if などの接続詞があったり，関係代名詞節が長々と続いていたり，and がいくつかあったりすると，数行あるいは10行以上も後ろまで進んでから，文頭の主語の近くに戻って動詞に再会，という作業をしていませんか．

　これが読書のネックです．構文はさっとつかんで，すぐ手放しましょう．前から読んで理解していく．本は前から読む物．接続詞の前後で，文を切ってみましょう．関係代名詞（省略されていても）の前でも，切ってみる．何がどうか，何が何をどうするか，を掴みます．医学英語の大半は，3文型（S+V, S+V+C, S+V+O）と修飾語（副詞句）で対応可能です．

　The enrollment procedure ensured that ↑ 50% or more of patients randomly assigned to a group were patients with an inadequate response to laxatives ↑ , defined as those who took medication from one or more laxative classes for a minimum of 4 days within 2 weeks before screening and whose symptoms were rated as moderate, severe, or very severe in at least one of the four stool-symptom domains on the baseline laxative-response questionnaire.

（N Engl J Med 2014：370：2387-96）

　この登録手順によって，以下のことが確実になった（SVO）．無作為に1群に割り振られた患者の50％以上は緩下剤の効果が不十分な患者（症例）であることだ（SVC）．これらの症例は，以下のように定義された．スクリーニング2週間前から4日以上1種類か2種類の緩下剤を服用し，かつその症状が，緩下剤効果に関するベースライン時のアンケート調査により4項目の stool 症状の内1つ以上で中等症〜極めて重症と判定された症例であると（SV）．

　この調子でいけば，どんどん読書が楽しめると同時に，新しい言葉も覚えやすいと思います（翻訳の場合は，著者の目線で，受動態ではなく能動態に）．

▶フォーマット

　両誌ともに本文，図表の説明，参考文献のすべてにおいて，ダブルスペース（行間に 1 行ぶんのスペースをあける）にすることを求めています．フォントは英語フォントの Arial, Helvetica, または Times New Roman を使用すること．このフォントで図表も作ります．MS 明朝，ゴシックなど日本語フォントでは海外において文字化けしたり，文字間のスペースが詰まってしまったりする可能性があるので，必ず論文作成前の白紙のときに設定しましょう．フォントサイズは JCO では 12 ポイントと明記されています．多くの学術誌が 10〜12 ポイントを用いるようです．

　記号（α，β など）は原則として Symbol で入れること．句読点（，．；：？）の後は，原則として 1 字分のスペースをあけること．さらに，ハイフン（-）や範囲を示す時のエヌダッシュ（–），エムダッシュ（—）は原則として前後のスペースを空けないこと．とはいえ，エムダッシュは前後にスペースを空けるほうが現在はやっています．

▶表記の仕方

　略語は，タイトルにはできるだけ使用しないこと，と書いてあります．Abstract および Text ではそれぞれ初出時にスペルアウトし，その後に括弧を付けて略語を示します．それ以後は，その略語を用います．ごく最近に好例を見つけました．

Ex.1

Hospital Outbreak of Middle East Respiratory Syndrome Coronavirus
　　　　　　　　　　　　　　　　　　　　　　　　　　　　　< Title >

--- caused by the novel Middle East respiratory syndrome coronavirus (MERS-CoV). We describe a cluster of health care-acquired MERS-CoV infections.　　　　　　　　　　　　　　　　　　　　< Abstract >

In September 2012, ------caused by a novel human β-coronavirus, subsequently named the Middle East respiratory syndrome coronavirus (MERS-CoV).　　　　　　　　　　　　　　　　　　　　　　< Text >

（N Engl J Med, 2013；369：407-16）

　この例は大文字（タイトル），小文字（地の文）の使い方も教えてくれます．件のウイルスの名前は，地名だけ常に大文字で，それ以外はタイトルの場合をのぞいて小

文字でスペルアウトします．二重のアンダーラインで示しました．

よく知られている DNA，RNA，CD74，P=，vs.，遺伝子 *BRCA* などは，このまま使ってよいとされています．

がん治療関連はややこしい略語が近年目白押しです．

> **Ex.2**
>
> bortezomib-thalidomide-dexamethasone（VTD）
> addition of cyclophosphamide to this regimen（VTDC）
>
> high-dose chemotherapy－autologous stem-cell transplantation（HDCT-ASCT）
> overall survival（OS）　　　　　disease-free survival（DFS）
> complete response（CR）　　　complete remission（CR）
> near-complete response（nCR）
> CR with incomplete platelet recovery（CRp）

また，Abstract でも Text でも，We を使うことができます．

With up to 18 years of follow-up, **we** analyzed rates of survival among all study participants and among those with prostate cancer.

　　　　　　　　　　　　　　　　　　　　　　< Background in Abstract >

Given that 18 years had elapsed since the first PCPT* participant underwent randomization, **we** undertook an analysis of survival in the two study groups-----. **We** sought to update the number of prostate cancers---.
*PCPT: Prostate Cancer Prevention Trial　　　< Introduction in Text >

We used a measure of relative risk to estimate the association between study group and a diagnosis of prostate cancer and high-grade prostate cancer.

　　　　　　　　　　　　　　　　　　　　　< Statistical Analysis in Methods >
　　　　　　　　　　　　　　　　　　　　　　（N Engl J Med 2013：369：603-10）

section 2 タイトルとアブストラクトで勝負 論文作成

■ タイトル──論文のフレーム（問いと答え）から

　研究とは，解くべき問題・疑問（research question）があって，それに対して調べ考え工夫しながら解答（research answer）を得ることでしょう．それを他の人にわかりやすく知らせる方策として，問いを最初に書き，次いで，調査や検査・工夫について述べ，最後に答えを書くとしているのが IMRAD です．つまり，問は Purpose/Background に書き，答えは Conclusion に書けばいい．じゃあ，タイトルはどうすればいいのでしょう．

　タイトルが曖昧模糊としていたら，読者の見たい・参考にしたいという気持ちをかきたてません．いや，見過ごされてしまうかもしれません．大切なキーワードを最低1語は入れて，とりあえずアブストラクトだけでも読んでもらいたいと著者は思うものです．そして読んでもらいたい・知らせたい中身とは，研究で得た結果・結論ではないでしょうか．さっそく実例を見つけましょう．

　その前に，投稿規定にタイトルはかくあるべきという項目はあるのでしょうか．NEJM にはそのような規定はありません．JCO では，タイトルとアブストラクトに**商品名を記載してはいけない，タイトルはズバリ核心をつけ**（succinct title）とあります．さすがです！

　実際にあります．

Ex.1

Somatic Mutations and Deletions of the E-Cadherin Gene Predict Poor Survival of Patients With Gastric Cancer　　（J Clin Oncol 2013；31：868-75）
　──体細胞突然変異とEカドヘリン遺伝子欠失が胃がん患者の生存不良を予測する

これは結論がズバリ出ていますね.

Point 1 》 結論をズバリタイトルにしよう.

机上にある NEJM の 9 月 5 日号をめくってみます. Original Articles の最初は,

Ex.2

Door-to-Balloon Time and Mortality among Patients Undergoing Primary PCI　　　　　　　　　　　　　　　　　(N Engl J Med 2013；369：901-9)
——プライマリー PCI（初回経皮的動脈インターベンション）を受ける患者の door-to-balloon time（DBT：病院到着から冠動脈バルーン拡張・再灌流までの時間）と死亡率

え!?　これは曖昧ですね. ST 上昇型心筋梗塞（STEMI）の治療に際して著者らが取り組んだ研究課題，つまり問いのままではありませんか？　Background は，以下の通りです.

Current guidelines for the treatment of ST-segment elevation myocardial infarction recommend a door-to-balloon time of 90 minutes or less for patients undergoing primary percutaneous coronary intervention (PCI). Door-to-balloon time has become a performance measure and is the focus of regional and national quality-improvement initiative. However, it is not known whether national improvements in door-to-balloon times have been accompanied by a decline in mortality.

　STEMI の治療ガイドラインでは，治療までの時間を 90 分以内に短縮することが推奨されていて，医療側はできる限り，その線に沿った努力をしているけれど，実際には，この時間短縮が死亡率低下につながっていることを示すデータはないといっています. それを示すためにこの研究をしたわけですね. 短縮されれば（されるほど）死亡率も低下するか？　顕示されてはいませんが，もしかしたら，この 2 つの指標の間に明確な期待通りの関係が現れなかった!?　だからこのようなタイトルにしたのかもしれません. アブストラクトの Conclusions を見てみましょう.

Although national door-to-balloon times have improved significantly for patients undergoing primary PCI for ST-segment elevation myocardial infarction, in-hospital mortality has remained virtually unchanged.

（思った通り）時間が短縮しても，死亡率はそれほど低下しなかったようです．つまり，こうした結果から，These data suggest that additional strategies are needed to reduce in-hospital mortality in this population. 死亡率を下げるためには，時間の短縮に加えて，新戦略が必要だと結論づけています．

なるほど，別のポイントが得られました．

> **Point 2** 予期した結果が得られなかったときは，問いを変形してタイトルにしよう．

Column

ちょっと待って！
その論文，そのまま投稿できますか①

長い時間をかけて貴重な臨床例を収集し，やっと論文を完成させたB先生．「せっかくなのでNEJM，Lancet，JAMAといった，インパクトファクターの高い雑誌に思い切って投稿したい」

喜んでお手伝いを，と言いたいところですが，それぞれのジャーナルに必要な条件を満たしていなければ，せっかく原稿を用意しても無駄になってしまうかもしれません．ICMJE加盟雑誌は掲載する論文の質を高めるために，研究を始める前から考慮しておかねばならないさまざまな条件を規定に盛り込んでいます．

たとえば，LancetやJAMAの投稿規定では，特に前向き介入研究の場合，試験デザインは複数群の比較であること，試験実施計画書の提出，被験者組み入れ前に臨床試験登録をしておくこと，CONSORT flow diagram and checklistの使用（ランダム化比較試験の場合），インフォームドコンセントの取得などが求められています（2014年6月現在）．また，引用する文献についても，過去3年以内のものを使用するよう指定する雑誌もありますので，長年にわたって続けられてきた研究については，適宜文献を見直すことも必要になってきます．

投稿規定は，時代の要請を映し出す鏡のようなもの．せっかくの貴重な研究成果が門前払いを食わされないよう，事前の確認をどうぞお忘れなく．

これは結構役に立ちます．ネガティブな研究結果も筆頭論文に選ばれることがあるのです．

もう少し実例を見てみましょう．

Ex.3

Oral Apixaban for the treatment of Acute Venous Thromboembolism
(N Engl J Med 2013；369：799-808)
——急性静脈血栓塞栓症の治療によい経口アピキサバン

これはよい結果から得た結論を提示しているタイトルのようです．実際，結論には，A fixed-dose regimen of apixaban alone was noninferior to conventional therapy for the treatment of acute venous thromboembolism and was associated with significantly less bleeding. 急性静脈血栓塞栓症の治療において，従来の治療法（抗凝固薬の併用：enoxaparin 皮下注 +warfarin）に比べ，経口アピキサバン（第 Xa 因子阻害薬）単独の固定用量投与が劣らないことが証明され，出血も有意に少なくなると述べてあります．

Ex.4

High Familial Risk in Nodular Lymphocyte-Predominant Hodgkin Lymphoma
(J Clin Oncol 2013；31：868-75)
——結節性リンパ球優位型ホジキンリンパ腫において家族性リスクは高い

ホジキンリンパ腫における家族性リスクが実際に高いかどうかを調べた調査であり，その結果を示しています．このほか多くの実例でタイトルには**結論**が明示・または暗示されています．

アブストラクト──構造化抄録（IMRAD）

　近年，臨床系の雑誌の大多数が構造化抄録を採用していることはご存知でしょう．前節で述べた IMRAD 方式に沿ってどれほどの情報を述べればいいのでしょうか．Words limit のほかに，NEJM は，次のように規定しています．Background には，the problem being addressed in the study（取り組む問題），Methods には how the study was performed（行った方法），Results には the salient results（最も重要な結果），Conclusions には what the authors conclude from the results（得た結果から言えること）を簡潔に述べなさいと．JCO には，そうした規定はありません．ここから言えることは，抄録には**主な結果のみを簡潔に述べること**，意外な細かい結果やさまざまな思念・想念は不要（本文にまわす）ということです．

臨床研究例

　それではいつものように実例から学びましょう．と言っても Background からではありません．底辺の Conclusions から Background へ思考を遡るのです．**言いたいこと，読者が知りたいこと，は結論にある**．これを胸にしっかり刻みましょう．そこから伝える作業は始まります．そして川下から川上に向かいます．ところで，その川はどこ（どのような分野）にありますか．Background で，どんな川かを伝えることにより，査読者をはじめ多くの読者が読みやすくなります．

Ex.5

Analysis of Circulating Tumor DNA to Monitor Metastatic Breast Cancer
（N Engl J Med 2013；368：1199-209）
──転移性乳がんをモニターする血中循環腫瘍 DNA の分析

Conclusions：This proof-of-concept analysis showed that circulating tumor DNA is an informative, inherently specific, and highly sensitive biomarker of metastatic breast cancer.

　概念実証分析（proof-of-concept analysis）の結果，血中を循環する腫瘍 DNA は転移性乳がんのバイオマーカーとして有益で，特異性があり，感度も高いことがわかった，というのです．これが答えなら，**問いは腫瘍 DNA が転移性乳がんのバイオマー**

カーとして優れているか，でしょう．**Background**には，次のように述べられています．

(The management of metastatic breast cancer requires monitoring of the tumor burden to determine the response to treatment,) and improved biomarkers are needed. Biomarkers such as cancer antigen 15-3 (CA 15-3) and circulating tumor cells have been widely studied. However, circulating cell-free DNA carrying tumor-specific alterations (circulating tumor DNA) has not been extensively investigated or compared with other circulating biomarkers in breast cancer.

　転移性乳がんの管理には，治療効果を判定するために腫瘍量（tumor burden）をモニターする優れたバイオマーカーが必要であるという現況があり，いくつかのマーカー（がん抗原CA15-3や血中循環腫瘍細胞CTCなど）については研究が進んでいるものの，血中循環する腫瘍DNA（腫瘍特異的な変化を有する遊離DNA）は，幅広い検討や他のバイオマーカーとの比較はされていない，とあります．
　問いは隠されていて，研究目的も顕示されていませんが，上記の文からうすうすではなく明白にわかります．循環腫瘍DNAのextensive study や comparison with CA15-3 or CTC を行って，循環腫瘍DNAがマーカーとして優れていることを明らかにすることですね．

> **Point 3 ≫** Abstractの第一段落で，顕示的または暗示的に研究目的を述べよう．

Methods：We compared the radiographic imaging of tumors with the assay of circulating tumor DNA, CA 15-3, and circulating tumor cells in 30 women with metastatic breast cancer who were receiving systemic therapy. We used targeted or whole-genome sequencing to identify somatic genomic alterations and designed personalized assays to quantify circulating tumor DNA in serially collected plasma specimens. CA15-3 levels and numbers of circulating tumor cells were measured at identical time points.

　実際ここでは，次のように述べています．全身療法を受けている転移性乳がんの女性30例から，血中循環している腫瘍DNA，CA15-3，CTCを採取してアッセイを行い，腫瘍のX線画像と比較した．さらにゲノム（塩基配列）解析により体細胞のゲノム変化を特定し，連続採取した血漿検体中の腫瘍DNAを特製の個別化アッセイ

で定量した．CA15-3濃度とCTC数を同時に測定した，と．

Results：Circulating tumor DNA was successfully detected in 29 of the 30 women (97%) in whom somatic genomic alterations were identified；CA15-3 and circulating tumor cells were detected in 21 of 27 women (78%) and 26 of 30 women (87%), respectively. Circulating tumor DNA levels showed a greater dynamic range, and greater correlation with changes in tumor burden, than did CA 15-3 or circulating tumor cells. Among the measures tested, circulating tumor DNA provided the earliest measure of treatment response in 10 of 19 women (53%).

　循環腫瘍DNAの検出は，体細胞性ゲノム変化が確認できた30例中29例（97％），CA15-3では27例中21例（78％），CTCは30例中26例（87％）で成功．また，循環腫瘍DNAはCA15-3やCTCより，ダイナミックレンジ（ターゲット配列を正確に定量できる濃度範囲）が大きく，しかも腫瘍量の変化との相関が強かった．この3つの指標のうち，循環腫瘍DNAは，19例中10例（53％）でもっとも早期に治療奏効度を判定することができた．というわけで，循環腫瘍DNAが優れていることが証明されました．
　こうした比較の文章は，受験英語でご存知でしょう．すぐ使えますよ．副詞の"respectively"を用いると，ランクアップです．

■ 臨床試験例

　JCOには，Abstractの第一段落がPurposeと銘打ってあるので，まずそこを見てみましょう．

Ex.6

Gonadotropin-Releasing Hormone Agonist for the Prevention of Chemotherapy- Induced Ovarian Failure in Patients With Lymphoma: 1-Year Follow-Up of a Prospective Randomized Trial

(J Clin Oncol 2013；31：903-909)

——リンパ腫患者における化学療法誘導性卵巣機能不全を予防するためのゴナドトロピン放出ホルモンアゴニスト：多施設無作為化前向き試験の1年後の治療結果

Purpose：To assess the efficacy of gonadotropin-releasing hormone agonist (GnRHa) in preventing chemotherapy-induced ovarian failure in patients treated for Hodgkin or non-Hodgkin lymphoma within the setting of a multicenter, randomized, prospective trial.

　目的は，多施設無作為化前向き試験という設定下で，リンパ腫（ホジキン，非ホジキンの別なく）の治療を受けている患者を対象に，化学療法による卵巣機能不全を予防するため，ゴナドトロピン放出ホルモンアゴニスト（GnRHa）を投与して，その有効性を評価すること．
　この研究はがん治療の副作用を回避しうると思われる薬剤が実際どれほど有効かを明らかにする研究だと理解できます．では，どのようにして評価したのでしょうか．

Methods：Patients age 18 to 45 years were randomly assigned to receive either the GnRHa triptorelin plus norethisterone (GnRHa group) or norethisterone alone (control group) concomitantly with alkylating agents containing chemotherapy. The primary end point was the premature ovarian failure (POF) rate (follicle-stimulating hormone [FSH] ≥ 40 IU/L) after 1 year of follow-up.

　年齢18〜45歳の患者を無作為に2群に分け，アルキル化剤を含む化学療法に併用して，GnRHaのトリプトレリン＋ノレチステロンを投与するGnRHa群とノレチステロンを単独投与する対照群を設けたのです．主要エンドポイントは，追跡1年後の早発卵巣機能不全（POF；血中卵胞刺激ホルモン［FSH］40 IU/L以上）の発症率でした．
　化学療法によるPOFとGnRHaという言葉が少し離れていて，ピンボケの写真を見ている感じと思っていたら，日産婦誌55巻9号に，POF（早発閉経）は高ゴナドトロピン性卵巣機能不全と定義されると書いてありました．よくわかりました．ありがとうございます！
　論文を書くみなさん，同一表現ではなく，いろいろな角度からの違う表現，言い換えを駆使してくださいね．読者の心を熱くしてください．後章で改めて扱います．

Results：Eighty-four of 129 randomly assigned patients completed the 1-year follow-up. The mean FSH values were higher in the control group than in the GnRHa group during chemotherapy；however, this difference was no longer observed after 6 months of follow-up. After 1 year, 20% and 19% of patients in the

GnRHa and control groups, respectively, exhibited POF (P= 1.00). More than half of patients in each group completely restored their ovarian function (FSH < 10 IU/L), but the anti-Mullerian hormone values were higher in the GnRHa group than in the control group (1.4 ± 0.35 v 0.5 ± 0.15 ng/mL, respectively ; P = .040). The occurrence of adverse events was similar in both groups with the exception of metrorrhagia, which was more frequently observed in the control group than the GnRHa group (38.4% v 15.6%, respectively ; P = .024).

　1年の経過観察期間を終了したのは，129例中84例で，化学療法期間中の平均FSH値は，GnRHa群より対照群で高値を示したものの，半年間で差が見られなくなったようです．1年後のPOF発症率はGnRHa群で20%，対照群で19%．各群の半数以上が卵巣機能を完全に回復．しかし，抗ミュラー管ホルモン値は対照群よりGnRHa群で高かった（副次エンドポイント見つけたのですね）．有害事象の頻度はほぼ同じで，唯一，不正子宮出血が対照群で多かった，としています．
　一番重要な結果に，二重下線をしました．ほぼ同じ割合．ということは，GnRHaであるトリプトレリンは若年層のPOFリスクを有意に低下できなかったことになります．しかし，抗ミュラー管ホルモン値から示唆される卵巣予備能は保護されるとしています．

Conclusions : Approximately 20% of patients in both groups exhibited POF after 1 year of follow-up. Triptorelin was not associated with a significant decreased risk of POF in young patients treated for lymphoma but may provide protection of the ovarian reserve.

Point 4 » 主要エンドポイントで挫折しても，
副次エンドポイントを見つけてまとめよう．

Column

英語と日本語②
「〜を試みる」は英語でどう言えばいい？

いろいろやってみて，やっと試みが成功しました．その思いを医学論文に表したいとき，try や attempt を使いますか？

"tried to collect / tried to treat / tried to succeed in---" などですね．やってみました．でも多くの場合，プルーフリーダーに削除されます．不要なのです．日常語でもあるし．a trial なら，治験か試験か，と質問されてしまいます．"attempt to" には，やってみたけどだめだった，というニュアンスがあると，よく言われました．これは使いたくありません．"attempt doing" は良いと辞書には載っているけれど，実際にはほとんど見ません．長年，もんもんとしていました．でも数年前見つけたのです，SCIENCE で．"seek to" これピッタリ！？と思って使ってみたら，スルーでした，削除されなかったのです．せっせと使っているうちに，去年 NEJM でも見つけました．"We **sought to** update the number of prostate cancers---." 第一章に取り上げています．

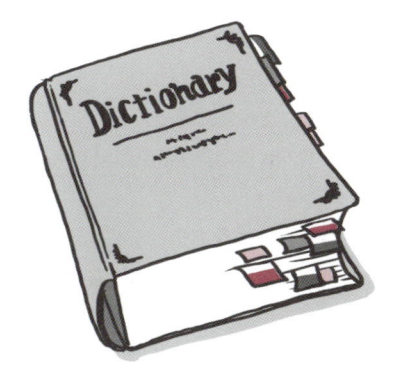

section 3
気配りが大切
表現，略語・記号，単位，キーワードなど

アブストラクト作成にあたっての気配りについて述べたいと思います．

■ よく使われる表現

ランダムに選んだ JCO の論文 16 報のアブストラクトに目を通すと，Purpose で見られる表現は大体以下の 3 パターンに分けることができます．その前に述べる簡単な説明文（不要な場合もあります）にすんなり続くフレーズを選んでみてください．

▶ ①目的を顕示する表現（言うまでもなく，to 不定詞）
- The purpose of this study **was to** determine ---. / The aim of this study **was to** investigate ---. / We **aimed to** ---.
- **To** determine ---. / **To** clarify ---. / **To** assess ---. / **To** compare ---.（通常これだけでは文の一部にすぎませんが，Purpose と銘打った項では許されています）

▶ ②実際に行ったことを述べる表現
- This study **examined** ---. / This study **compared** ---. / This study **analyzed** ---. / We **conducted** ---. / We **undertook** ---.（Methods でも使われる表現です）

▶ ③目的を暗示する表現
- We **hypothesized that** --- would be ---. / However, it **is unknown whether** ---.

▶ ④やや古典的な表現
- We **present** ---. / We **report** ---. / We **describe** ---.（今では少数派？）

一方,NEJM では,目的を述べよとは規定されていないので,前述の①に属するような文はほとんど見当たらず,③が多いようです.ちょっと異質な表現と思ったら,日本発でした.日本的発想の英文,認められています.皆さん,臆することなく,どんどん続きましょう！

1) ―
2) We **analyzed** ---. / We **assessed** ---. / We **evaluated** ---.
3) Whether --- **is unknown**. / --- **is unknown**. / --- **is not known**. / **This approach does not identify** ---. / **We previously identified** ---. / --- **may** ×××.
(仮説の中身だけ述べられていて,個人的には一番好きなタイプです)
4) We **describe** ---.

結果に関する表現は後の章で述べたいと思います.

略語・記号

ICMJE では,基本的なマナーとして次のように記述されています.

Abbreviations and Symbols
Use only standard abbreviations; use of nonstandard abbreviations can be confusing to readers. Avoid abbreviations in the title of the manuscript. The spelled-out abbreviation followed by the abbreviation in parenthesis should be used on first mention unless the abbreviation is a standard unit of measurement.

標準的な略語のみ使用すること[*1](標準的でない省略形は読者を困惑させます).タイトルには略語は避けること[*2].最初に用いる際にはスペルアウトして,その後ろにカッコを付けて略語を記すこと(例外：略語が標準的な測定単位である場合).

NEJM では,次のように規定しています.

Abbreviations
Except for units of measurement, abbreviations are strongly discouraged. Except for units of measurement, the first time an abbreviation appears, it should be preceded by the words for which it stands.

測定単位を除いて，略語の使用は極力抑えること（以下は上記と同様です）．

しかし現状は，常に規定より進化している事はどなたもご存知ですね．次の点にご注意を！

* ＊1：標準的とは，時代にそった知識をさすので，今どき DNA や RNA はもとより，P（確率），CD20（表面抗原）なども，略語で OK です．

* ＊2：特にタイトルでは，遺伝子（次頁の　　　　　の箇所）をはじめ，診断機器や治療法，受容体（例，HER2）など，長々と述べると読者を困惑させる略語は，そのままタイトルに使用されることが多くなってきました．

＊2の場合，アブストラクトで長々とした全語を記すのが普通です．section 2 で引用した例を含めて見てみましょう．

Column

ちょっと待って！
その論文，そのまま投稿できますか②

ランダム化比較研究の成果を投稿しようと投稿規定をチェック，「最初の患者を組み入れる前に臨床試験登録が必要」という項目を発見してしまった C 先生．「試験を始めてしまったらもう臨床試験登録はできない？投稿できる雑誌はないのだろうか」

確かに，ICMJE 加盟雑誌と British Medical Journal においては，最初の被験者の組み入れ前まで（at or before the onset of patient enrollment）に臨床試験登録することを，論文採択の条件としています．でも，ご安心ください．臨床試験登録システムでは，臨床研究開始後（研究終了後も含む）も随時登録が可能で，研究開始後の登録で論文を受理してくれる雑誌もあります．

研究者，参加者，患者さんに偏りのない情報を提供し，研究の質を担保するものとして，臨床試験登録の重要性はますます高まっています．参加者組み入れの前にぜひ登録を．

タイトル：Advanced *ALK*-Positive Lung Cancer
アブストラクト：the anaplastic lymphoma kinase gene（*ALK*）

タイトル：Primary PCI
アブストラクト：primary percutaneous coronary intervention（PCI）

タイトル：Screening CT
アブストラクト：low-dose computed tomography（CT）

タイトル：HER2-Positive Advanced Breast Cancer
アブストラクト：the human epidermal growth factor receptor 2（HER2）

ところで，cancer の前の修飾語の順番は advanced X-positive か，X-positive advanced か？　これは，前述の例が示唆するように慣用的なものでしょう．ネットで調べてみたところ，advanced *ALK*-positive（126,000 件）＞ *ALK*-positive advanced（65,000 件），HER2-positive advanced（468,000 件）＞ advanced HER2-positive（317,000 件）でした．間違いという程の差ではありません．

さらに p.25 で述べますが，略語の診断名（例 PTSD や AIDS など）はキーワードとしても用いられています．

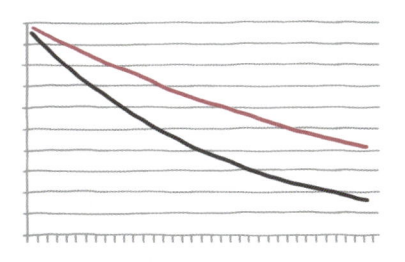

単位

ICMJE は以下のように規定しています．

Units of Measurement
Measurements of length, height, weight, and volume should be reported in metric units（meter, kilogram, or liter）or their decimal multiples. Temperatures should be in degrees Celsius. Blood pressures should be in millimeters of mercury, unless other units are specifically required by the journal.

　長さ，高さ，重さ，容量はメートル法（m，kg，L，を基本単位とし，それらの10進法で表記する単位），温度は摂氏，血圧は原則として Hg mm で表記．
　NEJM では，慣用単位と国際単位（SI 単位をカッコ内に）で表記としています．
　こうした測定単位をある順に並べる場合には，数値のみを記して，最後の数値の後に単位を記すのが常ですね．以下の例のように．

Of the 38 trials, 20 involved cisplatin administered every 3 weeks, with doses ranging from 40 to 80 mg/m^2.　　　　　　（J Clin Oncol 2012：30：4416-26）

　測定単位ではありませんが，パーセント（％）も，数値と離していいと思っていませんか．いえいえ，％と数値の間にスペースはないのだから離せないものなのです．American Medical Association の"Manual of Style"でも省略しないことと述べてあります．

There was significant heterogeneity in the incidence of VTEs among patients receiving cisplatin, ranging from 0% to 17% in the 38 included trials（n=8, 216 patients）.　　　　　　　　　　　　　　　　　　　　　　　　　　（同上文献）

　しかし昨今，間違った例が多くみられます．NEJM でさえ，以下の文例が見つかりました．

In phase 2 trials, a regimen of 400 mg of sofosbuvir plus peginterferon-ribavirin for 12 or 24 weeks resulted in rates of sustained virologic response of 87 to 92% in previously untreated patients with HCV genotype 1 infection.

(N Engl J Med 2013;368:1878-87)

The influenza-like symptoms and fever that are characteristic of interferon treatment were reported in 16% and 18% of patients receiving peginterferon, respectively, --- （同上文献）

ま，些細なことですが…．あらゆることはこのようにじわじわと変貌していくのでしょう．

■キーワード

　数あるジャーナルのなかには，アブストラクトの次に，キーワードを5語～7語ほど挙げよ，という規定を設けている場合があります．そうした場合にはどのような言葉を選べばいいのでしょうか．

　多くの人が使っている Medline (Index Medicus) の Medical subject headings (**MeSH**) に使用されている Words (http://www.nlm.nih.gov/mesh；National Library of Medicine, National Institute of Health, USA) を選ぶことが推奨されています．実情はどうでしょう．ちょっと見てみましょう．

American Journal of Medicine (AJM)
Psycho-emotional Manifestations of Valvular Heart Diseases：Prospective Assessment in Mitral Regurgitation (Am J Med 2013；126：916-24)
ABSTRACT

OBJECTIVE：To define the prevalence and consequences of post-traumatic stress disorder (PTSD) as an emotional response to cardiac diseases in patients with mitral regurgitation.

KEYWORDS：Chronic mitral regurgitation；PTSD；Symptoms

　Post-traumatic stress disorder で Mesh Heading を探すと，まず Stress Disorder, Post-Traumatic が出てきます．Entry Term として，**PTSD**, Post-Traumatic Stress Disorders などが挙がっています．Chronic mitral regurgitation は，chronic をとった "**Mitral regurgitation**" のエントリーで Mitral Valve Insufficiency という Mesh

Heading が出てきます．キーワードとして，Chronic や Acute は除くほうがいいのでしょう．**Symptoms** というエントリーでも出てくる？　出ました．Subheading は Diagnosis です．Findings/ Signs/ Screening でもエントリー OK です．

■ その他

▶ショートタイトル（Running head）
　ICMJE は，次のように述べています．

1) Article title. Some journals require a short title, usually **no more than 40 characters** in the title page or as a separate entry in an electronic submission system.

　タイトルをぎりぎりに短縮したショートタイトル（通常，スペースを含めて **40 字以内**）が必要というジャーナルもあります（著者に求めていない場合でも，ショートタイトルは，アクセプトされ公表された論文のほとんどで欄外に記載されていて，編集部の作業に役立つだけでなく，読者にも大変理解しやすいので役立ちます）．NEJM も JCO も著者に要望していませんが，実際には次のような実例を当該箇所で見ることができます．

　Sequence-Based Discovery of Bradyrhizobium enterica in Cord Colitis Syndrome
　→ B. ENTERICA IN CORD COLITIS　　　　（N Engl J Med 2013；369：517-28）
　臍帯大腸炎における B. Enterica 菌　（新種の原因菌かと想像できますね．27 字）

　Randomized Phase II Study of Bortezomib, Thalidomide, and Dexamethasone With or Without Cyclophosphamide As Induction Therapy in Previously Untreated Multiple Myeloma
　→ Bortezomib-Thalidomide-Dexamethasone ± Cyclophosphamide in MM
　　　　　　　　　　　　　　　　　　　　　　　（J Clin Oncol 2012；31：247-55）
　MM（多発性骨髄腫）における Bortezomib-Thalidomide-Dexamethasone 療法に Cyclophosphamide の追加と不追加　（併用の有無を示す±は大変ユニークです．61 字）

　この 2 例からでも，タイトルをどのように短縮したらいいのかがおわかりでしょう．

▶ **臨床試験登録番号**（Trial registration number）
　JCO も NEJM も，ICMJE の recommendations に従って，試験登録を著者らに求めています．

The ICMJE recommends that journals publish the trial registration number at the end of the abstract.

アブストラクトの最後に試験登録番号を発表すること，を勧告しているのです．
　前述の論文（J Clin Oncol 2012；31：247-55）には Clinical trial information として，NCT00531453 が公表されています．また NEJM では，Conclusions の最後にたとえば，PRAMI Current Controlled Trials number，ISRCTN73028481 と記されています．

　日本では，2008 年に世界保健機関（WHO）から治験・臨床研究登録機関（WHO Primary Registry）として日本治験・臨床研究登録機関（Japan Primary Registries Network［JPRN］）が認定を受け，次の 3 つの登録センターを統括しています．各センターは，個々の臨床試験登録と公開を請け負っています．

・大学病院医療情報ネットワーク研究センター（UMIN Clinical Trials Registry ［UMIN-CTR］）
・日本医薬情報センター（JAPIC-Clinical Trials Information［JAPIC-CTI］）
・日本医師会治験促進センター（JMACCT-CTR）

> Column

ICMJEと臨床試験登録システム

　臨床試験登録の必要性についての議論が高まったのは 2004 年 6 月，ある小児うつ病薬の試験報告が適正に行われていなかった事例を受けてのことでした．ICMJE が臨床試験の事前登録をしていない原稿を受け付けないと表明したのが同年 9 月，WHO で臨床試験登録に必須の 20 項目（minimum data set）が定められたのが 2005 年のことです．

　本章でも取り上げられているように，我が国では WHO から正式に認められている（ICMJE の基準を満たす）臨床試験登録システムが，UMIN-CTR，JAPIC-CTI，JMACCT の 3 つあります．データは日英両方で公開されており，これらのデータは JPRN から串刺し検索が可能で，WHO の International Clinical Trials Registry Platform（ICTRP）からもアクセス可能です．

　臨床試験登録が必須とされるのは介入を伴う前向き臨床試験で，検証的なものを対象としています（探索的試験は除く）．被験者登録前に登録することで，出版バイアスを防ぎ，被験者に対する倫理的責務や臨床試験の透明性を確保するのがその目的で，ICMJE 加盟雑誌では試験登録が論文採択条件となっていることは Case 9 でも取り上げた通り．

　近年，登録だけでなく試験結果の公開も求められる流れになってきていますが，ICMJE は試験結果を登録システムで公開しても，結果の出版にはあたらない（多重投稿にあたらない）としています．500 ワード程度の抄録や Table での発表も結果発表とはみなされません．ただし，結果公開後に関連論文を出版した場合には，登録システムの「関連論文」に関する情報のアップデートが必要です（2013 年 12 月）．ICMJE の動向は，研究成果の公開に大きく関係しています．ICMJE のアップデートにも目配りをお忘れなく．

表現, 略語・記号, 単位, キーワードなど

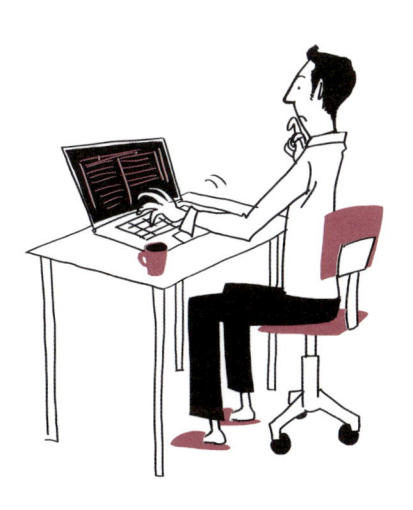

section 4 使いたいテクニック

　アブストラクトを書く際の基本的な心得はもうマスターされたことと思います．このあたりで，使ってみたい表現に目を向けてみましょう．世の中には基本ばかりでなく，ええな，かっこええな，と感嘆するような表現が存在していて，ときどき遭遇します．仕事の醍醐味の一つと言っていいかもしれません．

■ 簡潔な表現―ワードカウントは怖くない

　ワードカウントを突破する技として第一に挙げられるのは，略語・略称の使用ですが，これはすでに言及しているし，みなさんよく御存じなので，ここでは割愛します（図表に関する章で改めて取り上げます）．これ以外に，ハイフン，コロン，セミコロン，ダッシュ，カッコ，その他があります．順次述べていきたいと思います．

　その前に代名詞を思いつかれる方もいると思いますが，科学的な文では出てくる名詞の大半が it で表されるので，紛らわしいやら，意味不明になってくるやら．なので，使用しないか，言い換えることがお奨めです．

Point 5 » 言い換えを使おう．（→ p.37）

▶ ハイフン

　簡単なものでは 20-year-old women, 30-day readmission rate, Kaplan-Meier estimate, long-term safety などでおなじみのハイフンは大別すると 4 種類に分けられます．自らも作ることが可能です．といえば，わくわくしますね．

i)	関係詞節の短縮	30-year-old woman など
ii)	形容詞句の短縮	30-day readmission rate など
iii)	And の代用（-）	Kaplan-Meier estimate など
iv)	その他	long-term safety など

i) 関係詞節の短縮 （前置詞がある場合はそれが省略され，先行詞の前に移動）
  ・a woman (who is) 30 years old → a 30-year-old woman （6語から2語へ）
  ・a prospective study (which was) well designed → a well-designed prospective study （6語から3語へ）
  ・stroke (which was) related to the procedure → procedure-related stroke （7語から2語へ）

ii) 形容詞句を短縮（複合名詞化とも言えます．単数形になることに注意！）
  ・rate of readmission within 30 days after discharge → 30-day readmission rate
  ・a difference between (the two) groups → between-group difference
  ・a salvage regimen at a conventional dose → a conventional-dose salvage regimen

iii) And の代用（正式にはハイフン [-] より長いエヌダッシュ [–]）
  ・Estimate (first) proposed by Kaplan and Meier → Kaplan–Meier estimate
  ・Agar consisting of infusions of brain and heart tissue peptones and dextrose
    → brain–heart infusion agar
  ・The group treated with peginterferon and ribavirin
    → peginterferon–ribavirin group

iv) その他
  ・long-term safety   high-risk groups for diabetes
  ・small-cell carcinoma   large-scale clinical trial
  ・influenza-like symptoms   non-CNS infection
  ・two-tailed t-test   chi-square test
  ・B-cell helper   *HLA-B*13:01* （HLA-B 遺伝子座）

＜ハイフンがなければ理解困難な例＞
- moderate-to-severe cardiac failure
- intention-to-treat（ITT）analysis
- a single-group open-label study
- 9-to-11-day-old specific pathogen-free embryonated chicken eggs

---

Column

同時に 2 誌に投稿してもいい？

　論文のアクセプトを急いでいる D 先生．「○○誌に投稿したいんだけど，あそこは月刊誌だからなかなか返答が来ないんだよね．時間がもったいないから，ついでに△△誌にも投稿しておいて，先にいい返事が来た方とやり取りを進めたい．だから原稿をそれぞれのジャーナル用に 2 種類作ってもらえないだろうか？」

　実は，このような行為は「duplicate submission（二重投稿）」と呼ばれ，多くのジャーナルの投稿規定で禁止されています．本書で紹介している ICMJE のウェブサイトでも，「*Authors should not submit the same manuscript, in the same or different languages, simultaneously to more than one journal.*」と記載されており，同じ原稿を複数のジャーナルに投稿すべきではないとしています．これは，複数のジャーナルから同時に同じ論文が出てしまうことによる著作権上の問題のみならず，編集者やピア・レビュアーが同じ＝無駄な作業に巻き込まれてしまうことを問題視しての取り決めです．
　現在ほとんどのジャーナルでは，投稿の際に原稿が未発表であることを宣言するよう要求しています．たとえば Journal of Clinical Oncology（JCO）では，タイトルページとカバーレター内に論文の originality について記載する必要があります．
　それでは，すでに学会の口演やポスターなどですでに発表してしまっている場合，論文としては投稿できないのでしょうか？　現在のところ，学会等での研究の部分的な発表は発表済みのもの（prior publication）として扱わないとするジャーナルが多いようです．ただし，投稿時に過去の発表内容をカバーレターやタイトルページ内に報告するよう求めるケースが大半です．

▶ コロン，セミコロン

コロンは「すなわち」（＝），セミコロンは and, but, however, therefore の意をあらわす場合に用います．文章を切る力はピリオドを先頭に，**．＞：＞；＞，** と言われています．

Ex.1

Patients were enrolled into two groups: those who had previously received at least 2 cycles of bortezmib therapy and those who had received less than 2 complete cycles of bortezmib therapy or had received no prior bortezmib therapy. 　　　　　　（N Engl J Med 2013；369：507-16）

――患者を2群に分け，ボルテゾミブ治療歴が2サイクル以上の群とボルテゾミブ治療歴が2サイクル未満かボルテゾミブ治療歴のない群に登録した．

Ex.2

Among the 63 patients with arachnoiditis, lumbar puncture was performed in 58 (92%); 52 of these 58 patients (90%) had pleocytosis in cerebrospinal fluid that was consistent with meningitis on lumbar puncture; 5 of the 63 patients with arachnoiditis (8 %) had evidence of stroke. 　　　　　　（N Engl J Med 2013；369：1610-9）

――クモ膜炎63例中の58例（92%）に腰椎穿刺を行い，このうち52例（90%）の脳脊髄液中に細胞増加症を認めたが，この所見は腰椎穿刺で判明した髄膜炎所見と矛盾しなかった．63例中残りの5例（8%）では脳卒中の痕跡を認めた．

内訳を述べる際に利用したい書き方です．

▶ ダッシュ，カッコ

ダッシュでは**強調**や**補足**を述べ，カッコでは**言い換え**や**補足**を述べます．

Ex.3

Emmonsia pasteuriana infection has been described in a single human case—that of an Italian patient with late-stage acquired immunodeficiency syndrome—but has not been found in any animal or environmental sources. (N Engl J Med 2013；369：1416-1424)

——エモンシア属感染例はこれまでにヒト 1 例—イタリア人の後期 AIDS 患者—の報告があるものの，動物や環境の感染源は見つかっていない．
（この場合，ダッシュは強調したい補足情報を提示と言えるでしょう）

Ex.4

The majority of patients were younger than 65 years of age, had never smoked, and had adenocarcinoma of the lung—characteristics that were consistent with those of patients with *ALK*-positive non-small-cell lung cancer in prior studies. （N Engl J Med 2013；368：2385-94）

——患者の大半は 65 歳未満で喫煙歴のない肺がん症例であった—これは，これまでの試験における *ALK* 陽性非小細胞肺がん症例の特性と一致する特性であった．
（これも強調したい補足情報でしょう）

Ex.5

We classified patients into **two** groups: patients with prior bortezomib treatment (50 patients) **or** no prior bortezomib treatment (65 patients, including 58 who had never received bortezomib and 7 who had received fewer than two cycles). (N Engl J Med 2013；369：507-16)

——患者を 2 群に分け，ボルテゾミブ治療歴を有する群（50 例）とボルテゾミブ治療歴のない群（65 例）とした（65 例の内訳はボルテゾミブ治療歴のない 58 例とボルテゾミブ治療歴 2 サイクル未満の 7 例）．
（Ex.1 の文献の統計解析での表現．アブストラクトの表現と同じではなく，言い換えています．さすが！）

Ex.6

The primary outcome occurred in 116 of 404 patients in the CRT group, as compared with 102 of 405 in the control group (28.7 % vs. 25.2 %; hazard ratio, 1.20; 95% confidence interval [CI], 0.92 to 1.57; P=0.15).
(N Engl J Med 2013；369：1395-405)

——主要アウトカムは，CRT群では404例中116例，対照群では405例中102例に発生した．
（カッコ内には，統計上必要な補足情報がセミコロンを用いて，簡潔に記載されています）

▶その他

i) 同一名詞の省略

一文のなかで，数値のついた名詞は省いて数値だけで表現します．

Ex.7

Of the 20,313 patients who were screened, 17,183 underwent randomization, and 17,135 received at least one dose of the assigned treatment.　　　　　(N Engl J Med 2013；369：1491-501)

——スクリーニングした患者20,313人の内17,183人をランダム化に付し，17,135人には割り振った治療法の1用量以上を投与した．

ii) 主語の統一

従属節（副詞節）の主語を主節の主語と同じにすれば，同一名詞（主語）の省略だけでなくbe動詞も省略でき，さらに簡潔になります．この場合，接続詞は残ります．

Ex.8

Children hospitalized with HMPV infection, as compared with those hospitalized without HMPV infection, were older and more likely to receive a diagnosis of pneumonia or asthma, to require supplemental oxygen, and to have a longer stay in the intensive care unit.
(N Engl J Med 2013；368：633-643)

——入院したHMPV（ヒトメタニューモウイルス）感染患児は，入院したHMPV非感染患児に比べて年長であり，肺炎や喘息の診断を受ける可能性が高く，酸素補給を必要とする傾向が見られ，ICU在室期間も長期化する傾

向があった．
（挿入節になっていますが，as [they were] compared with --- であり，文頭にも文末にも移動可能です．でも，この位置がぴったりと思いませんか）

コンマをとる，あるいは as を忘れてもこの構文は OK です．非常によく使われます．この時比較級の形容詞や副詞は必要ではありません．動詞でいいのです．次の例を見てください．

Ex.9

Routine thrombus aspiration before PCI as compared with PCI alone did not reduce 30-day mortality among patients with STEMI.
（N Engl J Med 2013；369：1587-97）

── STEMI（ST 上昇型心筋梗塞）症例において，PCI 前に血栓吸引をルーチンに施行しても PCI 単独施行に比べて 30 日死亡率は低下しなかった．

iii) 挿入節

説明を加えたい言葉のすぐ後につけます．カッコに入れることも OK です．

Ex.10

The rate of the key safety endpoint of all Thrombolysis in Myocardial Infarction (TIMI) major bleeding episodes, whether related or not related to coronary-artery bypass grafting (CABG), through day 7 was increased with pretreatment (hazard ratio, 1.90; 95% CI, 1.19 to 3.02; P=0.006)
（N Engl J Med 2013；369：999-1010）

── TIMI 出血基準のすべての大出血という重要な安全性エンドポイントが 7 日目までに発生する割合は，冠動脈バイパス術（CABG）に関連する場合もしない場合も，前処置群において増加した（whether the episodes are related or not ---）.

iv) Respectively を使う

section 2 で例文を述べたので，もう一度読んでみてくださいね．

言い換え―ワンランク上への道

　論文1報のなかで，同じようなことを繰り返し言わねばなりません．アブストラクトで，本文で，それも「はじめに」，「方法」，「結果」，「考察」のいずれか，または複数か所で．特に問に対する答えで同一表現を使っていると，思考まで幼稚に見え，軽んじられてしまいます．視野が狭い，考察が浅いと思われてしまうと，アクセプトは遠のきます．なんとしてもリバイスにもっていかねば．そのためには，まず言い換え（paraphrasing）の仕方をマスターしましょう．

▶同義（意味が同じ）であることが第一条件

　たとえば --- compared with *** = --- versus *** などはすぐ思いつきますが，現実はどうでしょう．調べてみましょう．

例 4-10　　　　　　　　　　　　　　　（N Engl J Med 2013；369：1406-15）

- Factor Xa inhibitor
    - = edoxaban
    - = study drug
    - = new anticoagulant

- patients receiving edoxaban
    - = patients who received edoxaban
    - = the edoxaban group

- venous thromboembolism
    - = deep-vein thrombosis, pulmonary embolism, or both

- patients with venous thromboembolism
    - = patients across a broad spectrum of venous thromboembolic manifestations, ranging from limited proximal deep-vein thrombosis to severe pulmonary embolism

- standard treatment
    - = standard therapy

- = low-molecular-weight heparin followed by vitamin K antagonist
- = heparin followed by warfarin

- initial treatment (with heparin)
  = traditional sequence of a heparin lead-in

- patients perceived to be at higher risk for bleeding
  = patients with renal impairment or low body weight
  = patients with creatinine clearance of 30 to 50 mL per minute or a body weight below 60 kg

- comparator
  = warfarin

- generalizable
  = broadening applicability to real-world practice

- duration of the patient's study treatment
  = duration of therapy

- --- is an alternative to ***
  = --- is noninferior to *** with significantly less (bleeding)
  = --- is noninferior to *** and caused significantly less (bleeding)
  = --- is noninferior to *** with respect to efficacy and superior with respect to (bleeding)

問：Whether the oral factor Xa inhibitor edoxaban can be an alternative to warfarin in patients with venous thromboembolism

答：Edoxaban administered once daily after initial treatment with heparin was noninferior to high-quality standard therapy and caused significantly less bleeding.

Column

英語と日本語③
「〜による ---」は英語でどう言えばいい？

　医学論文の頻用語トップテンに入る言葉だと思います．例を挙げてみましょう．前置詞だけでなく，動詞を加えることによって，より明確に伝わります．左と右の関係をよく知っていると，いろいろ応用できますよ．

antimicrob**ial** prophylaxis	抗菌剤による予防
treatment **with** XX	XX による治療
adverse events **due to** medication	投薬による有害事象
assessment **by means of** polysomnography	睡眠ポリグラフィによる評価
recurrence **caused by** E.coli	E.coli による再発
antibody-**mediated** (kidney) allograft damage	抗体による移植（腎）障害
trial **sponsored by** the NIDDK	NIDDK の支援による治験
drug-**induced** liver injury	薬剤による肝障害（薬物性肝障害）
diagnosis **based on** cerebrospinal fluid culture	脳脊髄液培養による診断
analysis **using** the YY method	YY 法による解析
secondary hypertension in children **attributed to** renal disease	腎疾患による小児の二次性高血圧

鮮やかに言い換えられています．この論文は，第一三共の Hokusai-VTE 臨床試験の結果を述べていますが，オランダからの報告でした．

Point 6 ≫ 言い換えるには視野を広くもとう．

▶ And を or で言い換える !? —— *a* X and *a* Y= *a*（X or Y）

Patients in the medical or surgical intensive care unit（ICU）
　　　　　= Patients in a medical or surgical ICU
　　　　　= Patients in medical and surgical ICUs

（N Engl J Med 2013；369：1306-16）

これにならえば，以下も当然でしょう．

Patients with respiratory failure or shock
　　　　　= Patients with respiratory failure and patients with shock

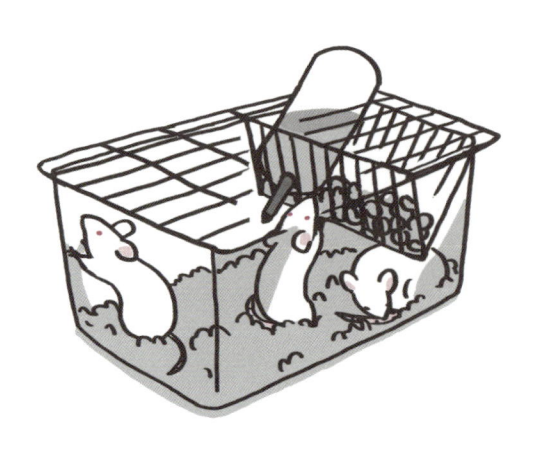

Column

英語と日本語④
「〜を示す」は英語でどう言えばいい？

医学論文頻用語トップを争うかもしれません．このごろは，show だけで事足りると考える人が多くなった気がしますが，明確に，それとなく，など違いをわかっていると便利です．

Figure 1 **shows** a timeline of the main events.
　　　　　　　　　　　　　　図 1 に発生した主な事象を時系列で示す
(Panel A **shows** / The graph **shows** / The images **are shown** in/ Stains **showed** ---)

The temperature curves **are depicted** in Figure 1.
　　　　　　　　　　　　　　図 1 に（詳細な）温度曲線を示す

Higher scores **indicate** greater structural joint damage.
　　　　　　　　　　　　高スコアは関節の構造的損傷が大きいことを示す

Asterisks **denote** $P < 0.05$ for the comparison with placebo.
　　　　　　　　　　星印はプラセボとの比較で $P < 0.05$ であることを示す

The results of this study **suggested no** substantial increase in the risk of ---
　　　今回の研究の結果，--- のリスクは事実上増加しないことが示（唆）された

Electron microscopy **revealed** the presence of an inflammatory infiltrate.
　　　　　電子顕微鏡検査で炎症性滲出物の存在が示された（明らかになった）

This investigation **demonstrated** the usefulness of the Listeria Initiative.
　　　　　　　　　　　　今回の研究により，LI が有用であることが示された

Classification of infection intensities according to WHO cutoffs **are presented** in Table 1.
　　　　　　　WHO のカットオフ値に従って分類した感染強度を表 1 に示す

section 5

図表の説明
Tables & Figures

　本来の流れなら，このあたりから本文 Text の Introduction に入るところですが，近年いくつかのジャーナルのホームページには，下のように Abstract だけでなくグラフなども提示されるようになりました．専門家でない読者にとっても，図と簡単な説明がつくのは，大変ありがたい傾向です．そうくるのなら，これらをしっかりキャッチしたいですね．なので，今回，図表の説明を取り上げたいと思います．

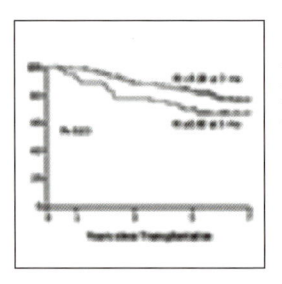

ORIGINAL ARTICLE

Intrarenal Resistive Index in Renal Transplantation

November 7, 2013 |
M. Naesens and Others

The intrarenal resistive index is often measured to assess allograft status, but its value is unclear.
This study showed ---

図の概略

NEJM では図について次のように規定しています.

FIGURES AND ILLUSTRATIONS

Medical and scientific illustrations will be created or redrawn in-house. If an outside illustrator has created a figure, the *Journal* reserves the right to modify or redraw it to meet our specifications for publication. The author must explicitly acquire all rights to the illustration from the artist in order for us to publish it.

Please describe and clearly indicate all modifications, selective digital adjustments, or electronic enhancements in all digital images. It is permissible to send low-resolution images for peer review, although we may ask for high-resolution files at a later stage.

　通常は所属機関内部で作成されますが，外部に依頼した場合は，NEJM が出版時に少し調整するので，必ず著者が著作権等を確保しておくこと，すべてのデジタル画像は修正や調整・強調などすべてその旨記載して明示しておくこと，と述べてあるだけです.

JCO では以下の通りです.

Figure Legend Instructions
- Create a separate section in the manuscript for the legends of all article types.
- Define all relevant and explanatory information extraneous to the actual figure, including figure part labels, footnotes, abbreviations, acronyms, arrows, and levels of magnification in insets.
- Double space legend.
- Concise as possible.

　図の説明は，(本文に入れずに) 本文から独立したセクションで述べること．図の複数の副表題や脚注，略語，矢印，差し込み図の倍率等すべての情報を明らかにすること．説明文は**ダブルスペースで**，**できる限り簡潔に**，と．

ICMJE では，

Illustrations (Figures)
Figures should be numbered consecutively according to the order in which they have been cited in the text. If a figure has been published previously, acknowledge the original source and submit written permission from the copyright holder to reproduce it. Permission is required irrespective of authorship or publisher except for documents in the public domain.
In the manuscript, legends for illustrations should be on a separate page, with Arabic numerals corresponding to the illustrations. When symbols, arrows, numbers, or letters are used to identify parts of the illustrations, identify and explain each one clearly in the legend.

　図は，引用順に番号を付すこと．発表済みの論文から引用する場合は，許諾について明記することという記載があります．その他の記載は，JCO とほぼ同じでした．

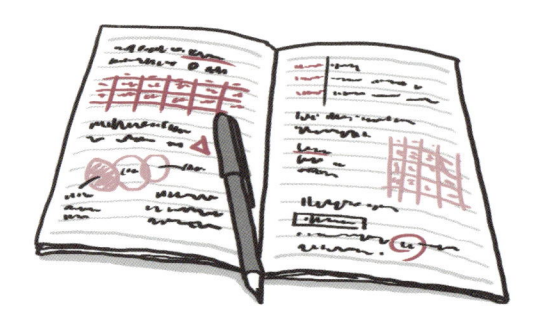

図のタイトルと説明（Legends）

それでは最新の NEJM をみてみましょう．

Vitamin D-Binding Protein and Vitamin D Status of Black Americans and White Americans　　　　　　　　　　　　　　（N Engl J Med2013；369：1991-2000）
　——米国民の黒人および白人におけるビタミン D 結合タンパク質とビタミン D の状態

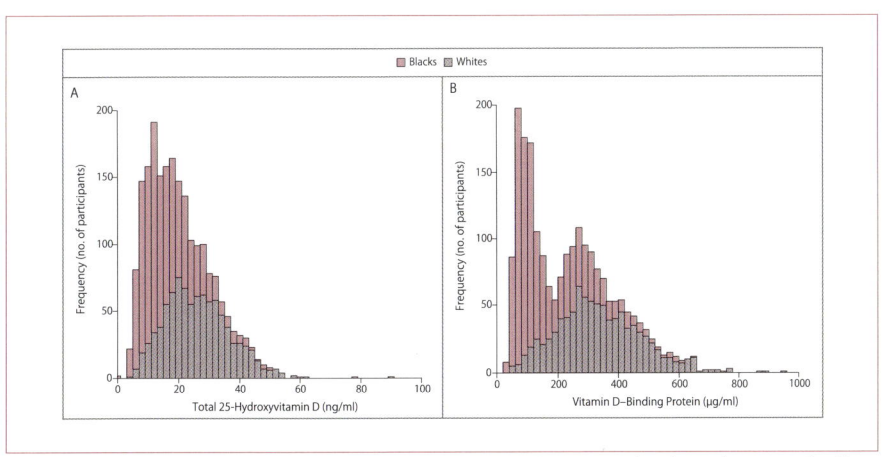

FIGURE 1 Levels of Total 25-Hydroxyvitamin D and Vitamin D–Binding Protein in Community-Dwelling White and Black Study Participants.
　——図1　地域在住黒人および白人研究参加者における総 25-ヒドロキシビタミン D 濃度とビタミン D 結合タンパク質濃度

　ここでも，**言い換え**が使われています．タイトルに広義の言葉を使って，分野をわかりやすく提示し，研究の核心に近づくと，焦点を絞って，より具体的な細部を示す言葉でせまっています．

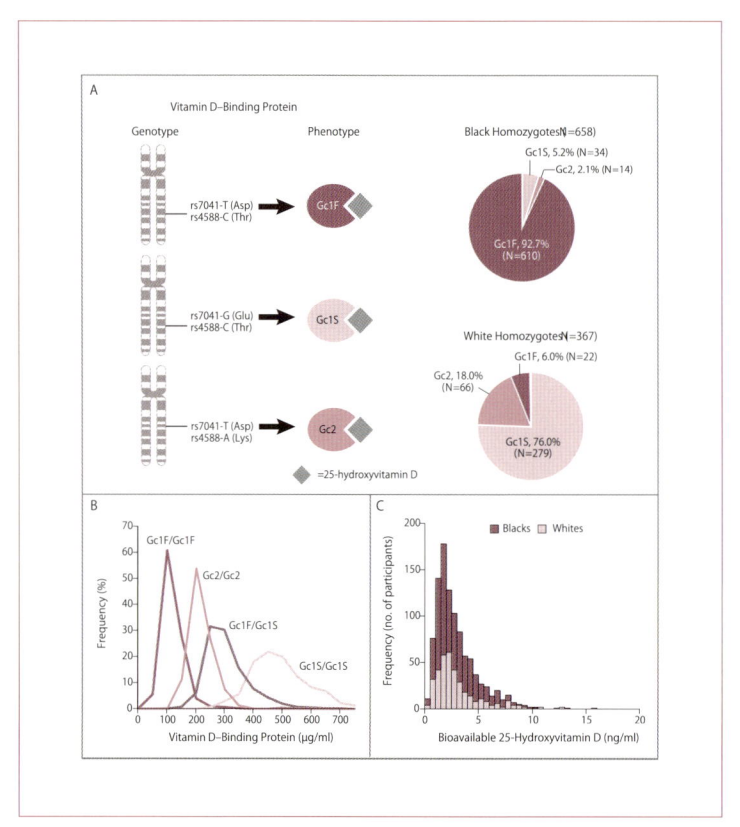

FIGURE 2 Variant Vitamin D–Binding Proteins and Bioavailable
25-Hydroxyvitamin D.
――変異ビタミンD結合タンパク質と生体利用可能な25-ヒドロキシビタミンD

アブストラクトと一緒に示されていたのは，ここまでですが，本文中の図では，パネル A,B,C にそれぞれの説明がついています．パネル C の説明を見てみましょう．

Panel C shows a histogram representing stacked distributions. Among homozygous participants, levels of bioavailable 25-hydroxyvitamin D **were** similar in blacks and whites (2.9 ± 0.1 ng per milliliter in blacks and 3.1 ± 0.1 ng per milliliter in whites, **P**=0.71).

パネル C は，積み重ね棒グラフで頻度分布を表すヒストグラムを示しています．ホモ接合型参加者では，生体利用可能な 25-ヒドロキシビタミン D の濃度は黒人と白人でほぼ等しかった，とグラフからわかった結果を過去形（were）で述べています．このパターンが非常によく見られます．書きやすいからでしょう．

パネル A では，次のように始まっています．高等テクニックですね．

As shown in Panel A, unique combinations of the rs7041 and rs4588 polymorphisms **produce** amino acid changes resulting in variant vitamin D–binding proteins (left side of panel; Asp denotes aspartic acid, Glu glutamic acid, Lys lysine, and Thr threonine). The Gc1F phenotype **was** most common in black homozygotes, **whereas** the Gc1S phenotype **was** most common in white homozygotes (right side of panel).

パネル A では，rs7041 と rs4588 という遺伝子多型の変異の併存状態（組み合わせ）によって生成されるアミノ酸が異なり，ビタミン D 結合タンパク質の変異体が生じることを示す（パネル左側；アミノ酸略号の説明[*1]）．黒人の接合体では Gc1F 表現型が非常に多く，白人では Gc1S 表現型が非常に多かった（パネル右側）．

第一文では普遍的な論旨を現在形（produce）で示し，その後，第二文では観察結果を過去形（was）で示しています．このように，時制は過去・現在が混成していても OK です．

＊1：略号をまとめて表示する方法を覚えましょう．
1）コンマで区切る．
Asp **denotes** aspartic acid, Glu glutamic acid, Lys lysine, and Thr threonine

2）もう一つの方法は，コンマとセミコロンで区切る方法です．
Asp, aspartic acid; Glu, glutamic acid; Lys, lysine; ---

いつもノートに書いているような，Asp: aspartic acid, Glu: glutamic acid, ではありません．コンマはコロンより文を切る力が弱いのです．Asp と aspartic acid の関係と aspartic acid と Glu の関係を考えれば，すぐ納得いくと思います．
実際 JCO では，次のように記されています．

Fig 1. Flow chart indicating patient outcome, treatment-related deaths, and occurrence of grade 3 sensory neuropathy. Allo HCT, allogeneic hematopoietic cell transplantation; CR, complete remission; Crp, complete remission with incomplete platelet recovery; CVA, cerebral vascular accident; PR, partial response; SN, sensory neuropathy. （J Clin Oncol 2013；31：923-9）

表の概略

NEJM では次のように規定しています．

TABLES
Double-space tables (including any footnotes) and provide a title for each. Extensive tables or supplementary material may be published on the Journal's Web site only.

For Original Articles, there is normally a limit of 5 figures and tables (total) per manuscript. Additional figures and tables may be considered as supplements for Web-only publication.

　表（脚注を含めて）はダブルスペースで作成し，それぞれにタイトルを添えること．大規模な表や補足情報，規定以上の図表はウエブ上でのみ掲載となることがある，そうです．原則として，1論文（原著）につき，図表は5枚まで．

　JCO では次の通りです．

Table Instructions
Cite tables in the order in which they appear in the text using Arabic numerals. The legend should include any pertinent notes and must include definitions of all abbreviations and acronyms used in the table.

　表は，本文中に現れる順にアラビア数字を用いて引用すること．説明文は，関連がある事項を述べ，表中で用いた**すべての略語（頭字語も含め）の定義を行う**こと．
　表は文中に入れず，原稿の最後におきます．表1a，表1b と分けることはできません．

ICMJE で特に目を引く個所は，

Including data in tables rather than text frequently makes it possible to reduce the length of the text.

表中にデータを含めると本文の長さを短くすることが可能です．

Explain all nonstandard abbreviations in footnotes, and use symbols to explain information if needed. Symbols may vary from journal（alphabet letter or such symbols as *, †, ‡, §）, so check each journal's instructions for authors for required practice.

標準的な略語でない場合は，脚注でシンボルを用いて説明すること，が挙げられます．使用するシンボルはジャーナルによって違うので，各誌の規定に従うこと．

表のタイトルと説明（Legends）

実際，NEJM では表の下に脚注がこの順番どおりについています．

Table 1. Demographic and Clinical Characteristics of 321 Renal-Transplant Donors and Recipients at Baseline*.
Characteristic
Donors
Age — yr
Male sex — no.（%）
Deceased — no.（%）
Cold-ischemia time — hr
Recipients
Age — yr
Male sex — no.（%）
Repeat transplantation — no.（%）
No. of HLA mismatches
Additional induction therapy — no.（%）†
Other therapy † no.（%）

　　　　Glucocorticoids
　　　　Calcineurin inhibitors ‡
　　　　Tacrolimus
　　　　Mycophenolate
Delayed graft function ― no.（％）§

* Plus-minus values are means ± SD
† Patients with increased immunologic risk received interleutin-2 ‐ receptor blockers（122 patients［38％］）or（13 patients［4％］），in addition to 3-drug immunosuppressive therapy
‡ Calcineurin inhibitors were tacrolimus and cyclosporine.
§ Delayed graft function was defined as the need for dialysis in the first week after transplantation.

　　――＊　プラス・マイナス値は平均±標準偏差．
　　――†　免疫学的リスクが高い症例には，3剤併用の免疫抑制療法に加え，IL-2受容体遮断剤投与（122例［38％］）か抗胸腺細胞グロブリン投与（13例［4％］）を行った．
　　――‡　カルシニューリン阻害剤はタクロリムスとシクロスポリン．
　　――§　移植腎機能の遅延は移植後第1週目に透析が必要になること．
　　　　　　　　　　　　　　　　（N Engl J Med 2013：369：1797-806）

図表中の時間単位は注なしで OK です．秒，分，時間，日，週，月，年はそれぞれ，sec, min, hr, d, wk, mo, yr. Children ＜ 10 yr of age　などのフレーズも OK です．

Column

英語と日本語⑤　英語と日本語の綾なす関係

　英語（論文）から日本語への変換と日本語（論文）から英語への変換はどう違いますか？

　英語から日本語（英日）の場合は，日本語の資料を探して読みます．日英なら，英語の資料を．基本的には，でき上がった制作品の読後感が資料の読後感に近ければ，成功！　そうでないときには，何が悪かったのだろうと，反省します．

　日本語を書く場合に留意しているのは，背景知識を探し，特定分野の用語を調べること，その分野での日本語の言い回しを調べること，読みやすく推敲することなどでしょう．当然ですが，日本語文法にはこだわりません．英語を書く場合には，背景知識を探す，特定分野の用語を調べる，collocation を調べる，英文法を崩さない，ことなど．どこが違うのか．文法の有無でしょうね．

　英語を書くときは英文法に固執します．まずモノやコトの組み立てをしっかり作る．関係性を大事にします．大きなマップを作るのです．そのあとは，接続詞を使ってもいいし，関係代名詞にすることも可能，句でも節でも，副詞でも形容詞でも．いろいろな小道を創ろうと思えば作れます．この自由さは日本語の世界と言っていい！　大きなマップが見事に構築されたら，日本語文化を内蔵した英語の世界ができ上がります．

　ところで，日本語を読むときは，どうしているでしょう．考えたこともありません．自然に自由に読んでいます．一方，英語を読むときには，英文法で方向を確認しながら，英文法にとらわれず，流れていきます．車を運転するとき，まずナビを North-up に設定し，街中に入ると Heading-up でぐるぐる左右に曲がり，街を出たらまた，North-up にするように．はたと気づきます！　私は，英文法という抽象的なモノ，東西南北という抽象的なモノに導かれて日本語圏から英語圏にたどり着き，左右前後という身近な具体的なモノ，進行方向という具体的なナビに導かれて英語圏をめぐり，再び，抽象的なナビに先導されて日本語圏に戻るのだと．

　日本語と英語は対立する世界ではなく，流れたり，築き上げたり，さまざまな形をとりながら，麗しい世界を創る同士ではないのでしょうか．

section 6
緒言で研究の目的を明確に
Introduction

いよいよ本文（Text）です．アブストラクトとどう違うのでしょう．まず留意すべき点は何か，を規定から見てみましょう．

■ 構成

JCO は Text Instruction というサブタイトル下で以下のように述べています．

Write the body of the manuscript as concisely as possible.
Adhere to the manuscript category word limits described herein.
Number and double space all pages.
Use a common font such as Helvetica, Arial or Times fonts at 12-point size.
Adhere to the style guidelines set forth by the ICMJE.

できるだけ簡潔に述べる．論文の種類別の語数制限（Word limit）を守る．全ページにナンバーを打ち，ダブルスペースでタイプする．フォントは Helvetica か，Arial か Times．フォントサイズは 12 ポイント．**ICMJE のスタイルガイドラインに従うこと**．

目新しくなく，大変まっとうな最低限の規定です．しかし，Introduction について，取り立てて規定は見あたりません．**ICMJE** の前に **NEJM** を見てみましょう．
NEJM はサブタイトルさえなくて，ただ --- should be in one double-spaced electronic document (preferably a Word Doc)．ダブルスペースで，と言っているだけです．これは基礎の基礎です．忘れないでくださいね．それでは，**ICMJE** のスタイルガイドラインへ．

Introduction

Provide a context or background for the study (that is, the nature of the problem and its significance). State the specific purpose or research objective of, or hypothesis tested by, the study or observation. **Cite only directly pertinent references, and do not include data or conclusions from the work being reported.**

今回の研究の背景を述べる（すなわち，問題の本質や意義）．調査・観察の研究目的，または検証すべき仮説を述べる．先行研究（参照文献）については，直接関連するもののみに言及する．**これから述べる研究のデータや結論については言及しない．**

2013年改訂版では，第2文に続く"; the research objective is often more sharply focused when stated as a question. Both the main and secondary objectives should be clear, and any prespecified subgroup analyses should be described"が削除されました．新規定で必要かつ十分なのですね．それでは，実際の論文に当たりましょう．

臨床研究例

Iodine-123 Metaiodobenzylguanidine Scintigraphy Scoring Allows Prediction of Outcome in Patients with Stage 4 Neuroblastoma: Results of the Cologne Interscore Comparison Study.　　　　　　(J Clin Oncol 2013：31：944-51)

ヨード123標識メタヨードベンジルグアニン（MIBG）シンチグラフィ判定は神経芽腫（病期4期）の患児の予後予測を可能にする．

「はじめに」は2パラグラフで構成されています．第1パラグラフから見ていきましょう．

Neuroblastoma, accounting for almost 8% of pediatric malignancies,[1] shows clinical variability ranging from spontaneous regression[2,3] to dismal prognosis.[4-6] **Outcome is correlated with extent of disease and response to treatment.** As a particularly valuable diagnostic tool, **radioiodinated metaiodobenzylguanidine（123I-mIBG） scintigraphy** was introduced in 1981 and has proven its clinical value for staging and response evaluation of patients with neuroblastoma.[7,8] The **International Neuroblastoma Staging System（INSS）** has adopted **mIBG scintigraphy** for initial staging and response assessment during therapy.[9] Various studies have examined the role of mIBG scintigraphy for response evaluation of induction chemotherapy[10-17] or therapy of relapsed neuroblastoma.[18] Variable approaches have been used, from descriptive, qualitative image analysis to semiquantitative scoring of **mIBG** scans, that allow estimation of individual tumor loads. Various scoring systems have been published for assessment of metastatic disease that divide the body into seven, nine, 10, or 12 regions and that use two to six different patterns of regional osteomedullary involvement.[10-16,19,20] Soft tissue metastases may or may not be included in these scores. Major findings of these studies were that residual **mIBG**-positive metastases after induction chemotherapy were correlated with unfavorable **outcome**[10,17] and that low scores at diagnosis and during therapy were correlated with higher rates of partial or complete response at the end of induction chemotherapy.[11,14,15]

- 第1パラグラフの第1文は，当然ながら，問題とする**神経芽腫**とは（小児腫瘍の約8%を占め，臨床経過は自然退行から暗い予後までさまざまであること）から始まります．
- 第2文は，問題とする**転帰**，すなわち予後の明暗は，腫瘍の広がりや治療奏効性と相関していること，を述べています．
- 第3文で，この腫瘍に特に役に立つ診断ツールとして，問題とする123I-MIBGシンチが1981年に導入され，神経芽腫の病期分類と治療奏効性評価に臨床的価値を実証してきたことが明らかにされます．
- 第4文では，**国際神経芽腫病期分類（INSS）**において，初期の病期分類と治療中の奏効性評価にMIBGシンチが採用されたことが言及されます．
- 第5文から第6文では，導入化学療法や神経芽腫再発に対する治療の奏効性評価に際してMIBGシンチが果たす役割についてさまざまな研究が行われ，記述的・定性的な画像解析からMIBGスキャンの半定量的スコア評価法まで，個々の腫瘍量を推定しうる多様な手法が用いられた歴史が述べられます．
- 第7文と第8文では，神経芽腫の転移評価には，身体を7区分～12区分などに分割し，局所的な骨髄浸潤パターン別にスコア評価する方法が発表されてきたが，軟部組織への転移はこうしたスコアに含まれる場合もあるし含まれない場合もあるという現実が指摘されます．
- 第9文と第10文で，これまでの研究の主な知見は，導入化学療法後も残存するMIBG陽性転移は予後不良と相関し，さらに診断時および治療中のスコア低値は

導入化学療法終了時の部分寛解ないし完全寛解の高率と相関していた，と述べられています．では，今回の研究の目的は何なのでしょう？　第7・8文であいまいな現実が述べてありましたが，そのあたりでしょうか？

第2パラグラフは以下の通りです．

So far, there is no consensus regarding which scoring system might be most useful in the clinical setting. Reports comparing the prognostic value of the different scoring systems are lacking. Hence, it remains to be clarified whether the varying segmentation into skeletal regions and the inclusion of soft tissue metastases alter the prognostic impact of a score. Thus, we retrospectively assessed mIBG scans of patients from the German **Neuroblastoma** Trial NB97 and compared the established modified **Curie score**[11,16] and the recently developed **SIOPEN** [International Society of Pediatric Oncology Europe Neuroblastoma Group] **score**[16,19,20] with respect to **outcome**.

第2パラグラフでは，冒頭から，臨床現場でどのスコア評価法が非常に有用であるかに関してコンセンサスはない，と言っています．異なるスコア評価法の予後予測能を比較した論文もない．つまり，骨格部区割の違いや軟部組織転移を含めることによってスコアの予後予測能が変動するかどうかは明らかにされていないというのです．（やはり，この点でした．前パラグラフの文と重なっていますが）．そこで，ドイツの神経芽腫試験 NB97 の患者の MIBG スキャン結果を抽出して，後ろ向きに2種のスコア（従来の Curie スコアと近年開発された SIOPEN スコア）で評価して，二者を比較したのです．

　今回の研究はどういう理由で始めたのかが，やや重複して述べてあります．しかし，今回の研究の内容や結果は述べられていません．これでいいのだとわかります．

臨床試験例

Targeted Temperature Management at 33℃ Versus 36℃ after Cardiac Arrest
(New Engl J Med 2013；369：2197-206)

　心停止後の体温管理の目標値は 33°C か 36°C か，の疑問に答えを出すため，二つの温度で比較研究をしています．このタイトルからは，よいとされている低体温療法がよいわけではなかったのかも？！　本文はどのような文から始まり，どのような目的を掲げて，試験開始となったのでしょう．

Unconscious patients admitted to critical care units after out-of-hospital **cardiac arrest** are at high risk for death, and neurologic deficits are common among those who survive.[1] Two previous trials, involving patients who remained unconscious after resuscitation from **cardiac arrest** (of presumed cardiac cause, with an initial shockable rhythm), compared **therapeutic hypothermia** (32° C to 34° C for 12 to 24 hours) with standard treatment. These trials showed a significant improvement in neurologic function[2,3] and survival[3] with **therapeutic hypothermia**.

- 第 1 パラグラフの第 1 文では，院外で**心停止**した患者のその後の状態について一般的な説明（意識喪失のまま CCU に入院した患者は死亡リスクが高く，生存した患者でも神経障害をきたすことが多いこと）が述べてあります．
- 第 2 文では，話題は直ちに，これまでに行われた 2 件の臨床試験（12 ～ 24 時間 32℃ ～ 34℃ での**低体温療法**と標準療法の比較検討）になります．
- 第 3 文で，その結果（**低体温療法**に神経機能の有意な改善と生存が認められた [2002 年]）が述べられます．

　第 2 パラグラフは以下の通りです．

Therapeutic hypothermia (also called targeted temperature management) is now recommended in international resuscitation guidelines, and its use has been extended to cardiac arrest of other causes and with other presenting rhythms as well as to the in-hospital setting.[4] Although a Cochrane review supports these guidelines,[5] some investigators have suggested a need for additional trials to confirm or refute the current treatment strategy.[6-8] Furthermore, one trial showed that fever developed in many patients in the standard-treatment group.³ It is therefore unclear whether the reported treatment effect was due to hypothermia or to the prevention of fever, which is associated with a poor outcome.⁹⁻¹¹ We conducted a trial to investigate the benefits and harms of two **targeted temperature regimens**, both intended to prevent fever, in a broader population of patients with **cardiac arrest** than previously studied.

- 第2パラグラフでは，まず第1文で，この**低体温療法（目標体温の管理）**が国際蘇生ガイドラインに推奨され[2010年]ていて，適用拡大（原因や病態が異なる心停止にまで適用）されてきたと言及されます．
- 第2文では，ガイドライン支持派はいるが，現在の標準治療に納得せず，研究者の一部は，さらなる確認試験を求めてきたことを述べています．研究理由の1つが現れました．
- 第3文では，2002年発表の試験の標準治療群では発熱例が多かったことを引出しています．第二の理由が登場しました．
- 第4文で著者らは，これまでの治療効果は低体温によるのか，発熱（転帰不良と関連）阻止によるのかわからないと考えます．これを明らかにしたいわけですね．
- そこで著者らは，第5文で，**心停止後**のこれまでよりも幅広い患者層に対して，発熱予防のために目標とする**体温を低温（33°C）と平熱（36°C）**に設定した体温管理を行って，その利害を検討する試験を行った，と述べています．

こうした経緯をたどって今回の研究目的が提示されました．
緒言は大体このような順序で書いていけばいいことがおわかりでしょう．まとめると，
1) 問題にする病気・病態の説明
2) それに関連する検査・診断・治療法などの歴史・経緯（文献を用いて）
3) 問題点
4) 研究の目的・内容

先行研究のスマートな紹介文例

▶ 現在完了形を使う（最も多い）

1. **Various therapeutic approaches to** slow progression, including restriction of dietary protein, glycemic control, and control of hypertension, **have yielded mixed results**.[1-3]　　　　　　　　　　（New Engl J Med 2013；369：2492-503）

さまざまな治療法が行われた結果，良好な場合もあれば，不良な場合もあった．

2. **Several randomized clinical trials have shown that** inhibitors of the renin-angiotensin-aldosterone system significantly reduce the risk of progression,[4-6] **although the residual risk remains high**.[7]

（New Engl J Med 2013；369：2492-503）

数件の無作為化臨床試験は—良好な結果を示したが，まだ問題はある．

3. **None of the new agents tested** during the past decade **have proved effective** in late-stage clinical trials.[8-12]　　（New Engl J Med 2013；369：2492-503）

試験された新薬（候補物質）はいずれも有効ではなかった．

▶ 現在形を使う（文献を示す場合でも可能）

1. The natural history of Philadelphia chromosome-negative myeloproliferative neoplasms is **characterized not only by** the occurrence of thromboembolic complications **but also by** a tendency toward progression to more aggressive disease, including post-essential thrombocythemia myelofibrosis and acute myeloid leukemia or blast-phase disease.1 Progression of the disease **is typically associated with** the acquisition of somatic mutations in driver genes responsible for subclonal evolution.1[18-22]　　（N Engl J Med 2013；369：2379-90）

-----の特徴は，xxxxxのみならず，*****でもある．*****は概して……を伴っている．

2. Many patients with a *BCR-ABL*-negative myeloproliferative neoplasm carry a Janus kinase 2 (*JAK2*) V617F mutation.[3-6] The JAK2 V617F mutation or JAK2 exon 12 mutations are **found in most** patients with polycythemia vera,[7-8] **whereas** the JAK2 V617F mutation is **found in only** 50 to 60% of patients with essential thrombocythemia or myelofibrosis.[9,10]

(N Engl J Med 2013；369：2391-405)

----- は xxxxx 患者の**大半で認められるが**，＊＊＊＊＊患者では 5 〜 6 割にしか認められない．

▶ 過去形を使う（特定の場合）
1. In the Bypass Angioplasty Revascularization Investigation (BARI) trial, patients with diabetes and multivessel disease who underwent coronary-artery bypass grafting (CABG) **lived** longer than did patients undergoing balloon angioplasty, a finding that led to guideline recommendations for CABG as the preferred approach for revascularization in such patients.[3,4]

(N Engl J Med 2012；367：2375-84)

----- 術を受けた患者は xxxxx 術を受けた患者より長く**生存した**．

方法の決まり文句
Methods

■ 規定事項

ICMJE では，次のように規定しています．

The section should include only information that was available at the time the plan or protocol for the study was being written; all information obtained during the study belongs in the Results section.

　"Methods" の項には，研究の計画・プロトコールを作成している時点で入手できた情報のみを含めること．研究中に得た情報はすべて "Results" の節で述べる．

Selection and Description of Participants
Clearly describe the selection of observational or experimental participants（healthy individuals or patients, including controls）, including **eligibility and exclusion criteria** and a description of the **source population**. Because the relevance of such variables as **age**, **sex**, or **ethnicity** is not always known at the time of study design, researchers should aim for inclusion of representative populations into all study types and at a minimum provide descriptive data for these and other relevant demographic variables. If the study was done involving an exclusive population, for example in only one sex, authors should justify **why**, except in obvious cases（e.g., prostate cancer）. Authors should define how they measured race or ethnicity and justify their relevance.

　研究参加者の選択とその説明に関しては，どのような患者を今回の研究参加者に選択したのかを述べること．**適格基準**と**除外基準**に加えて，**ソース集団**も明確に記す．さらに，**年齢**や**性別**，**民族性**はすべての試験・研究に必須と心得て，他の関連背景因

子とともに，明記する．限定的な集団（例：一方の性のみ）で研究を行う場合は，その**理由**についても明らかにする，などなどです．

Technical Information
Specify the study's main and secondary objectives usually identified as primary and secondary outcomes. Identify methods, equipment (give **the manufacturer's name and address in parentheses**), and procedures in sufficient detail to allow others to reproduce the results. Give references to established methods, including statistical methods (see below); provide references and brief descriptions for methods that have been published but are not well-known; describe new or substantially modified methods, give the reasons for using them, and evaluate their limitations. Identify precisely all drugs and chemicals used, including generic name(s), dose(s), and route(s) of administration.

　テクニカルに関しては，研究の第一・第二目的（通常，主要評価項目，副次評価項目で表記）を明記する．**方法や機器**（**製造元**の**名前**と**所在地**をカッコ内に記載）は，他の研究者が追試できるように詳述する．確立された方法（統計については後述）は文献を明示して，簡単に記述．少し変更した場合や新たに開発した場合は理由をつけて記述し，限界に言及する．使用した**薬剤・薬品**はすべて，**一般名**，**用量**，**投与方法**などを明記する．

　では実際に見てみましょう．

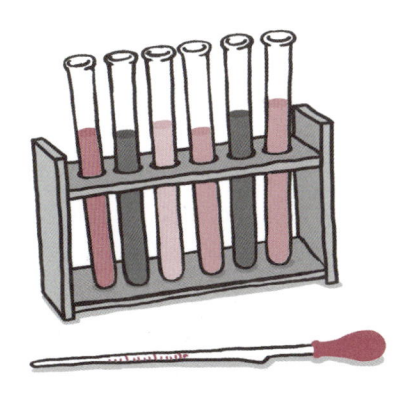

臨床研究例

Body-Mass Index and Mortality Among Adults with Incident Type 2 Diabetes

(N Engl J Med 2014；370：233-44)

2 型糖尿病を発症した成人における BMI と死亡率

METHODS
Study Population
The NHS[*1] was initiated in 1976 with the enrollment of 121,700 female nurses 30 to 55 years of age. The HPFS[*2] began in 1986, enrolling 51,529 male health professionals between 40 and 75 years of age. Questionnaires are administered biennially to update medical, lifestyle, and other health-related information.[17,18] Cumulative follow-up exceeds 90% of potential person-time for both cohorts.

＊1：NHS= Nurses' Health Study
＊2：HPFS=Health Professionals Follow-up Study

研究対象集団
第 1 文：看護師健康調査（NHS）を 1976 年に開始し，30 〜 55 歳の女性看護師 121,700 人を登録した．
第 2 文：医療従事者追跡調査（HPFS）も 1986 年に開始し，40 〜 75 歳の男性医療従事者 51,529 人を登録した．
第 3 文：隔年に質問票を送付し，医療記録やライフスタイル，その他健康に関する情報を更新してきた．
第 4 文：累積追跡者は 2 群とも推定人－時間の 90％をこえた．

このパラグラフでは，対象とした**集団**の外枠が特定されました．次のパラグラフでは，

Our analyses included women and men reporting incident diabetes between baseline (1976 for the NHS and 1986 for the HPFS) and January 1, 2010 (Fig. S1 in the Supplementary Appendix, available with the full text of this article at NEJM.org). We **excluded** participants reporting a history of diabetes at baseline or reporting cardiovascular disease (stroke, coronary heart disease, or coronary-artery bypass graft surgery) or cancer before a diabetes diagnosis. Participants were excluded if they were underweight (BMI [the weight in kilograms divided by the square of height in meters] <18.5, because of limited statistical power for this group), had received a diagnosis of diabetes before 35 years of age (probably type 1 diabetes), or did not report body weight on the relevant questionnaire. **The study protocol** was **approved by the institutional review boards of** Brigham and Women's Hospital and the Harvard School of Public Health, **with participants' consent** implied by the return of the questionnaires. **The** first, second, and last **authors take complete responsibility for the integrity of the data and the accuracy of the data analysis**.

　調査開始（ベースライン）時から2010年1月までの調査期間中に糖尿病発症を報告した男女が含まれていたので，以下の被験者を**除外した**，と**除外基準**がのべられます．ベースライン時に糖尿病歴を報告した者，糖尿病診断以前の心血管疾患（卒中，冠動脈性心疾患，冠動脈バイパス術）やがんの病歴を報告した者，さらに，過小体重（BMI＜18.5）に相当する者（統計的理由から），35歳までに糖尿病と診断された者（推定1型糖尿病），質問票に体重を記入しなかった被験者です．

　続いて，**この研究プロトコールは** Brigham and Women's Hospital および Harvard School of Public Health **の院内倫理委員会で承認された**こと，質問票の返送によりこの**研究に参加する同意（コンセント）を得た**こと，を述べています．さらに**研究データの保全性とデータ解析の正確性の責任は**，第一著者，第二著者，最終**著者にある**と責任の所在を明示しています．

> **Point 7 ≫**　＜臨床研究者として＞プロトコールの倫理委員会による承認，参加者の同意，データの責任について必ず記載しよう．

Assessment of Type 2 Diabetes

Participants reporting a physician's diagnosis of diabetes on the biennial questionnaire were mailed a supplemental questionnaire. Confirmed cases were defined according to the **National Diabetes Data Group classification**, 19 updated in June 1998 to adopt a new threshold for a fasting plasma glucose level of at least 126 mg per deciliter (7.0 mmol per liter). 20 Validation studies with the use of medical records for 62 NHS participants21 and 59 HPFS participants22 showed very high accuracy of our classification (98％ and 97％，respectively).

2 型糖尿病の評価

2年ごとの質問票に医師から糖尿病と診断されたと記入した者には，補足の質問票を郵送した．NDDG 分類（1998年6月更新で，空腹時血糖値≥126mg/dL [7.0 mmol/L] の新閾値を採用）に従って確認例を明らかにした．NHS 群 62 例と HPFS 群 59 例の医療記録から確認した結果，今回用いた分類の正確さは非常に高いとわかった（それぞれ 98％，97％），とこの研究における問題疾患の定義・分類がされています．

Assessment of Body-Mass Index

省略

Ascertainment of Deaths

The primary outcome was death from any cause through January 1, 2012. Most deaths (＞98％) were identified from reports by the next of kin or postal authorities or from searches of the National Death Index.[24,25] The cause of death was determined by physician review of medical records and death certificates. The diagnostic codes of the International Classification of Diseases, 8th Revision (ICD-8), were used to classify deaths as due to cardiovascular disease (ICD-8 codes 390 through 459 and 795), cancer (ICD-8 codes 140 through 207), or other causes.

死亡の確認

主要評価項目は，2012年1月までの全原因死とした．最近親者や郵便局からの報告，および国民死亡記録（NDI）の調査から，死亡例のほぼすべて（＞98％）を確認できた．死因は医師が医療記録と死亡証明書を再調査して決定した．国際疾病分類8版 (ICD-8) の診断コードを用いて，心血管病，がん，その他に分けた，とエンドポイントの定義・分類もされます．

Assessment of Covariables

共変数の評価

喫煙の有無，身体活動，閉経状態，結婚や家族の糖尿病歴の有無，食事情報などの項目について説明．

Statistical Analysis （→ p.70）

臨床試験例（介入のある場合）

Prevalence of Excessive Tearing in Woman With Early Breast Cancer Receiving Adjuvant Docetaxel-Based Chemotherapy　　　（J Clin Oncol 2013；31：2123-2127）

早期乳がん患者に対する術後補助療法としてのドセタキセル化学療法における過剰流涙の発症率

Patients and Methods
Consecutive patients with early-stage breast cancer who were recommended for standard adjuvant docetaxel-based chemotherapy were recruited between January 2008 and October 2009 from two cancer centers. **Eligible patients were required to** not have had ocular symptoms（tearing, stinging, burning, itchiness, blurring, or altered sensation in the eye）in the 28 days before chemotherapy,
to have a normal ophthalmic or radiologic evaluation of the nasolacrimal apparatus, **to** go onto receive a　minimum　of one cycle of chemotherapy, **and to** attend at least one follow-up eye review. **Patients** found to have asymptomatic nasolacrimal obstruction as assessed by both computed tomographic dacrocystography（CT-DCG）and lacrimal duct syringing **were excluded**.

　早期乳癌で標準的な術後補助療法としてドセタキセルを中心とした化学療法が推奨される連続患者に対し，2008年1月から2009年10月までの期間にがんセンター2施設で試験参加者を募集した．**適格患者の要件**は，化学療法開始28日前から眼の症状（流涙，刺痛，灼熱感，掻痒感，不鮮明化，感覚変化）がなく，鼻涙管検査が正常であり，化学療法を最低1コース施行可能であり，最低1回の追跡検査に来院しうる者とした．CT-DCGと鼻涙管洗浄により無症状性鼻涙管閉塞と判定した**患者は除外した**．

　適格基準と**除外基準**の書き方は，criteriaを使わずに上記のようにしてもいいのです．次のパラグラフでは，化学療法の施行を述べています．

All patients received dexamethasone premedication in line with standard clinical practice（ie, 4mg orally for five to six doses commencing the day before treatment）. The dose of each chemotherapy agent was **based on** actual bodysurface area and in keeping with the standard dosage recommended for a given regimen.

　標準的な臨床慣行にしたがって，全例にデキサメサゾン前投与（治療前日に，経口 4mg を 5 ～ 6 回投与）を施行した．各化学療法剤の用量は，体表面積に基づき，かつ特定のレジメンの推奨標準用量を踏まえて設定した．

The study was **approved by** the research and **ethics committees** of the Mount and Epworth-Freemasons Hospitals in Perth and Melbourne, respectively. All study procedures were performed **in accordance with the Declaration of Helsinki**.

　この小項の最後は，倫理委員会による研究の承認とヘルシンキ宣言の順守で締めくくってあります．同意書を得ることはヘルシンキ宣言のなかにあるので，当然同意書を得て試験に臨んでいることを明示しています．

　参考までに，この論文中ではただ 1 か所に "consent" が見つかりました．RESULTS の項で，Two patients were excluded (both withdrew consent after baseline evaluation). 同意撤回したので，除外した，というのです．

Patient Evaluation

In the 28 days before commencing chemotherapy, patients underwent ophthalmic assessment by the study ophthalmologists. **Assessment consisted of** visual acuity and intraocular pressure measurements; slit-lamp examination for punctal stenosis, punctal malposition, expressible mucocoele, blepharitis, and intraocular inflammation; fluorescein dye disappearance test and fluorescein staining of cornea; irrigation of the lacrimal duct with an estimate of the percentage of fluid reflux; and gentle probing of both canaliculi. CT-DCG was performed, and patients completed an eye symptom questionnaire (Table 1).

患者の評価

　化学療法開始 28 日前から，本試験の眼科医師が患者に眼科検査を行った．検査項目は，視力・眼内圧測定，細隙灯顕微鏡検査（涙点狭窄，涙点偏位など），角膜のフルオレセイン消失試験・フルオレセイン染色，鼻涙管の灌流，両涙小管ブジーとした．CT-DCG を施行し，眼の症状に関する質問票の回答（表 1）を患者から得た．

問題となる有害事象を明らかにするための検査項目が列記されています．

Point 8 ≫ "consist of" の使い方，覚えよう．

Disease evaluation, **consisting of** physical examinations conducted at least quarterly and computed tomographic scanning conducted quarterly, was performed over a period of 2 years.

なども参考にしましょう．

Using the same questionnaire, eye symptoms were assessed on day 1 of each cycle of chemotherapy, at 21 to 28 days after the last cycle (defined as end of chemotherapy [EOC]), and at the follow-up visit (which occurred approximately 4 months after EOC). The severity of specific eye symptoms was graded using the **Common Terminology Criteria for Adverse Events** (version 3.0). Ophthalmic assessments were performed by the same ophthalmologist after completion of 50% of the planned chemotherapy and again within 21 days of the last cycle; a second CT-DCG was performed at 4 months after the last cycle of chemotherapy.

　同一の質問票を用いて，眼の症状を評価した．評価日は，化学療法の各コースの1日目，最終コースの21〜28日後（化学療法終了とする[EOC]），および追跡検査のための来院日（EOCの約4か月後）とした．特異的な眼の症状の重症度は，**有害事象共通用語規準（CTCAE：v3.0）** に従って判定した．眼科検査は，予定した化学療法の5割が完了した後と最終コースの21日までに同一眼科医によって再施行した．また，2回目のCT-DCGは，化学療法最終コースの4か月後に行った，と眼の症状の質問票による評価日，眼科検査の評価日，CT-DCG検査日，などが明らかにされました．

Treatment でよく使われる表現

1) XXX（--- mg/m^2）was **administered** <u>**intravenously**</u> **on days 1, 8, and 15, every 4 weeks.**
        by rapid intravenous（IV）bolus
        by continuous intravenous infusion

2) Patients were **randomly assigned to receive either** XXX **or** *** by ---.
        to one of the following treatment groups: ---
        allocated to receive ---
        （**assigned** >> **allocated**）

3) Patients **underwent** total-body irradiation **or received** the XXX-based regimen.

4) **Randomization was stratified according to** mean level of variables at baseline.

5) <u>**Dose reduction**</u> and/or cycle delays **were permitted** according to predefined toxicity criteria.

  The dose of XXXX was reduced if the ＊＊＊ level was elevated.

6) Treatment continued until disease progression, **occurrence of unacceptable serious toxicity**, or patient refusal of further treatment.

  Treatment continued until disease progression, or **until there was an unacceptable level of adverse events**.

Methods の項の最後は，介入の有無を問わず，統計です．

統計

ICMJE では次のように規定しています.

Statistic
Describe statistical methods with enough detail to enable a knowledgeable reader with access to the original data to judge its appropriateness for the study and to verify the reported results. When possible, quantify findings and present them with appropriate indicators of measurement error or uncertainty (such as **confidence intervals**). Avoid relying solely on statistical hypothesis testing, such as P values, which fail to convey important information about effect size and precision of estimates. References for the design of the study and statistical methods should be to standard works when possible (with pages stated). Define statistical terms, abbreviations, and most symbols. Specify the statistical software package(s) and versions used. Distinguish prespecified from exploratory analyses, including subgroup analyses.

　統計方法は,聡明な読者が元データへアクセスして研究の適否を判断し報告結果を検証できるほど詳細に述べる.できれば,得た結果を量で表し,測定誤差や不確かさを適切に示す指標(**信頼区間**など)を付記して提示する.P 値[*3](効果量や推定値の精度についての重要な情報を伝えられない)のような統計の仮説検定のみには頼らないこと.研究デザインや統計方法の参考文献は,できれば(ページ付記で)研究を標準化するためのものと考える.統計用語,略語,シンボルの説明をする.用いた統計解析ソフト名とバージョンを明記する.サブグループ解析を含め,事前規定の解析と探索的解析を区別する.

*3:P 値とは,「新薬にまったく効果がないにもかかわらず,あたかも効果があるような結果になってしまうエラーの確率のことです.このエラーが5%未満程度であれば許そうという慣習的なルールによって,P 値が5%より小さければ新薬に効果があると判断されます.」新谷歩

(医学書院,週刊医学界新聞 No.2937)

実地にあたってみましょう.

▶ NEJM の糖尿病の研究での例

Statistical Analysis
Hazard ratios and **95% confidence intervals** were estimated from Cox proportional-hazards models, with number of months since a diabetes diagnosis as the time scale. **Person-time** was calculated from the date of a diabetes diagnosis until death or the end of follow-up (January 1, 2012). **BMI categories** were defined as follows: 18.5 to 22.4, 22.5 to 24.9 (reference), 25.0 to 27.4, 27.5 to 29.9, 30.0 to 34.9, and 35.0 or higher. Multivariable models were adjusted for **race or ethnic group** (white, black, Asian American, Hispanic, or other), **smoking status** (never smoked; previously smoked; currently smokes 1 to 14, 15 to 24, or ≥ 25 cigarettes per day; or not reported), ------- The P values for linear trend were computed by modeling BMI as a continuous variable. Nonlinear trends were assessed with likelihood-ratio tests of restricted cubic splines.[27] A **P value of less than 0.05** was considered to indicate a **significant** linear or nonlinear trend. The hazard-ratio estimates for the two cohorts were combined with the use of fixed-effect meta-analyses with inverse-variance weighting.

　ハザード比（HR）と 95%信頼区間は Cox 比例ハザードモデルに，タイムスケールとして糖尿病診断以降の月数を入れて，求めた．**人-時間**は糖尿病診断日から死亡または追跡検査終了日 (2012 年 1 月 1 日) までの日数から計算した．BMI 分類は，18.5-22.4, 22.5-24.9 (基準値), 25.0-27.4, 27.5-29.9, 30.0-34.9, 35.0 以上に 6 区分した．多変数モデルは**人種・民族**（白人，黒人，アジア系，ラテンアメリカ系，その他），**喫煙の有無**（無，喫煙歴あり，有［1 日に 1-14 本，15-24 本，25 本以上］，報告なし），などで調整・補正した．------- 線形傾向の P 値は BMI を連続変数としてモデル作成し計算した．非線形傾向は，制限三次スプライン（RCS）モデルの尤度比検定を用いて評価した．P 値 0.05 未満は，線形傾向 (すなわち線形回帰) でも非線形傾向でも**有意であるとみなした**．固定効果メタアナリシスに逆分散重み付けを加えて，2 コホートの HR 値を結合した．
　第 2 パラグラフは省略しましたが，次の文で締めくくられています．

Data were analyzed with the use of SAS software, version 9.2（SAS Institute）, at a two-tailed alpha level of 0.05.

基本形としてこのまま覚えておくのがいいと思います．

▶ JCO のがん治療における流涙発症の論文での例

Statistical Considerations
Given that this was an observational, prospective study, no formal sample-size calculation was performed. Results are presented as a proportion of the eligible population, and an **exploratory analysis** of the impact of total dose of docetaxel on tearing incidence, duration, and severity was undertaken. A **weighted kappa test** was used to assess for agreement between ophthalmic and CT-DCG evaluation of lacrimal duct patency and site of obstruction.

統計的考察
　本研究は前向き観察研究であることを考慮して，サンプル数（被験者数）の計算は行わなかった．結果は，試験登録者の割合で表した．流涙の発症率，期間，重症度に及ぼすドセタキセルの総量の影響について**探索的解析**を行った．**重み付けκ検定**を用いて，鼻涙管の開存性と閉塞部位に対する眼科検査所見と CT-DCG 所見との一致率を評定した．

　このように簡単に述べることが可能な場合もあります．
　参考書として，医療統計用語辞典第 2 版をどうぞ読んでみてください．

section 8 結果の示し方
Results

規定事項

ICMJEでは，次のように規定しています．

Results
Present your results **in logical sequence** in the text, tables, and illustrations, giving **the main or most important findings first**. Do not repeat all the data in the tables or figures in the text ; emphasize or summarize only the most important observations. Provide data on all primary and secondary outcomes identified in the Methods Section. Extra or supplementary materials and technical detail can be placed in an appendix where they will be accessible but will not interrupt the flow of the text, or they can be published solely in the electronic version of the journal.

　研究結果は，本文でも図表でも**論理的**に提示すること．まず**主要な知見・最重要な知見**からのべる．本文において，図表中の全データを繰り返し述べてはいけない．最重要な観察結果のみを力説するか，要約する．方法の節で述べたすべての主要アウトカムと副次アウトカムに関するデータは記載する．必要以上のデータ・補足的なデータ，技術的な詳細については，付録に記して閲覧可能であるが本文の論理の流れを阻止しないようにするか，同一ジャーナルの電子版のみで公表することができる．

Give numeric results not only as derivatives（for example, percentages）but also as the absolute numbers from which the derivatives were calculated, and specify the statistical significance attached to them, if any. Restrict tables and figures to those needed to explain the argument of the paper and to assess supporting data. Use graphs as an alternative to tables with many entries ; do not duplicate data in graphs and tables. Avoid nontechnical uses of technical terms in statistics, such as "random"（which implies a randomizing device）, "normal," "significant," "correlations," and "sample."

　パーセントのような派生的な数値のみでなく，元になる実際の数値も記載し，統計的な有意性があれば，それを明記する．図表は，研究の論旨の説明や支持データの評価に必要なものに限定する．項目の多い表を複数作成するより，グラフを用いるとよい（グラフと表でのデータの重複は不可）．統計の専門用語，特に，「ランダム（無作為）」，「正規の」，「有意な」，「相関（関係）」，「サンプル」などはこれ以外の意味に用いることを避ける．
　覚えておくべき要点は以上で十分ですね．それでは，例によって現物に当りましょう．

臨床研究例

Adherence to the World Cancer Research Recommendations for Cancer Preventions Is Associated With Better Health-Related Quality of Life Among Elderly Female Cancer Survivors.　　　　　（J Clin Oncol 2013；31：1758-66）

　世界がん研究基金と米国がん研究機関（WCRF/AICR）によるがん予防のための推奨事項（2007年発表）*を順守すると高齢のがん生存女性において健康関連QOLの改善が認められる．

　文中の太字は表2にリストアップされている調査項目です．

Results

In Table 2, **demographic and lifestyle characteristics** are described for cancer survivors overall and by levels of recommendation adherence. The average **age** of the cancer survivors at the time of the 2004 follow-up was 78.9 years (SD_3.9 years; range, 72 to 88 years). The average **duration of survival** was 8.9 years (SD_4.7 years)；27%, 32%, and 41% of women had survived cancer for 2 to less than 5 years, 5 to 10 years, and more than 10 years, respectively. The three most common **cancer types** were breast, colorectal, and gynecologic. Almost 75% of the survivors had local cancer or cancer in situ. Nearly 95% received surgery as a **first course of cancer therapy**. Thirteen percent had experienced a subsequent cancer, and 9.8% reported **undergoing cancer treatment** at the time of the final follow-up in 2004. Mean recommendation adherence score among all survivors was 4.0 (SD_1.2). Women who showed higher adherence to the recommendations had higher **education level**, fewer **comorbid conditions**, and lower prevalence of current smoking. Excellent or good **perceived general health** was reported by 84% and 73% of women in the high (adherence to five or more of seven recommendations) and low (adherence to three or fewer of seven recommendations) adherence levels, respectively. **Age at diagnosis, cancer type, cancer stage, first course of cancer therapy, subsequent cancer,** and **current cancer treatment** were not different across recommendation adherence levels.

Table 2. Characteristics of 2,193 Cancer Survivors by the 2007 WCRF/AICR Recommendation Adherence Scores

Characteristic	Adherence Score
	All ≤3 4 ≥5 P
No. of survivors	
Recommendation adherence score (Mean, SD)	
Age, years (Mean, SD)	
Education level, % (< High school, High school, Some college)	
Marital status, % (Married, Widowed, Divorced, Never married)	
No. of comorbid conditions, % (None, 1, 2, ≥3)	
Current smoking, %	
Perceived general health, % (Excellent or good, Fair or poor)	
Age at cancer diagnosis, years (Mean, SD)	
Cancer type, % (Breast, Colorectal, Gynecologic, Other)	
Cancer stage, % (In situ, Local, Regional, Distant, Unknown)	
First course of cancer treatment, % (Surgery, Chemotherapy, Radiation, Immunotherapy, Hormone therapy)	
Time since diagnosis, years, % (2-< 5, 5-10, > 10)	
Subsequent cancer, %	
Current cancer treatment, %	

前述のカッコ内の項目は縦にリストアップされ，各々に対応する数値が記載されています．それら数値と表注（section 5 を参照）は割愛しました．

下記のカッコ［　］内には，Introduction & Methods の項に記載されている情報を参考事項として追加しています．

表 2 に，がん生存者［2,193 人］の背景因子・ライフスタイル因子について，全体および推奨事項順守レベル別［全 10 項目中の 7 項目に限定，それぞれ 1／0 点で 7 点満点とし，合計 3 点以下，4 点，5 点以上の 3 群に分類］に示した．2004 年追跡調査［1986 年に開始されたアイオワ女性健康調査［IWHS］の最終追跡調査であり，今回の調査はこれを基にしている］時点におけるがん生存者の平均年齢は，78.9 歳（SD 3.9 歳；範囲 72～88 歳）であった．平均生存期間は 8.9 年（SD 4.7 年），27％で 2 年～5 年未満，32％で 5～10 年，41％では 10 年以上であった．がんの種類で多かったのは，乳がん，大腸がん，婦人科がんの 3 種類であった．がん生存者のほぼ 75％は局所がんか in situ がんであった［病期］．初回のがん療法として約 95％が手術を受けていた．その後 13％で二次がんが見つかり，9.8％ががん治療中であると 2004 年の最終調査で報告した．全生存者における推奨事項順守スコアの平均は 4.0（SD 1.2）であった．推奨事項順守スコアが高い女性は教育レベルが高く，併存症はほとんどなく，喫煙率も低かった．全身の健康状態が良好以上と報告したのは高スコア群（5 点以上）で 84％，低スコア群（3 点以下）では 73％であった．診断時の年齢，がんの種類・病期，初回のがん療法，二次がんおよび現在のがん治療の有無については 3 群間で差は見られなかった．

全項目を順番にあげていちいち詳しく説明しているのではなく，重要な項目をまとめて（　　　　　の箇所），あるいは項目そのままでなく言い換えて（例：time since diagnosis を duration of survival へ；cancer stage を had local cancer or cancer in situ へ），しかも細かい数値にとらわれず，高低だけで分けたり，小数点を四捨五入したり，いくつか合わせたりとさまざまな工夫を用いてわかりやすく記述しています．ぜひ，こうしたわかりやすい説明の仕方をこころがけてくださいね．

また，参考資料として，推奨事項の 7 項目を表 1 から抜粋しました．アンケート調査における表現は論文の表現とは若干趣が異なるので，下記の英文はよいお手本になります．和文から英文へ，さらに疑問形へ，過去形へ，いろいろ試みてください．

The 2007 (WCRF/AICR) Recommendations
1. Be as lean as possible without becoming underweight
2. Be physically active, for at least 30 min every day
3. Limit consumption of energy-dense foods. Avoid sugary drinks
4. Eat more of a variety of vegetables, fruits, whole grains, and legumes such as beans
5. Limit consumption of red meats (such as beef, pork, and lamb) and avoid processed meats.
6. Limit alcoholic drinks to 2 for men and 1 for women a day, if consumed at all
7. Limit consumption of salty foods and foods processed with salt

1. 痩せ過ぎにならないように，できるだけ痩せる
2. 毎日30分以上，身体活動を行う
3. 高エネルギー食品の摂取を減らし，砂糖入り飲料を控える
4. さまざまな野菜，果物，全粒穀物，ビーンズのような豆類を多く食べる
5. 赤身の肉類（牛肉，豚肉，ラム肉など）の摂取を減らし，加工肉を控える
6. アルコール類をとるのなら，男性では2本，女性では1本*までにする
7. 塩分の多い食物・加工食品の摂取を減らす
   ＊：基準飲酒量は，米国では14gのアルコール（ビール小ビン1本），日本では10g

以上の被験者にMOS SF-36 (Medical Outcomes Study Short Form-36 Health Survey) version 2を用いて，健康関連QOL (HRQOL) を評価．その結果が次のパラグラフに述べてあります．念のため，PCS: physical component summary score; MCS: mental component summary score.

Mean PCS and MCS were 40.2 and 53.0, respectively, comparable to US population norms among women ≥ 75 years of age.[33] Higher recommendation adherence was associated with higher PCS and MCS (Table 3; P_{trend} < .001 for both). PCS increased 2.3 and MCS increased 0.9 points with each one-point increment in adherence scores. For **PCS**, a clinically meaningful difference was observed between women in the high (43.5) versus low (37.0) adherence levels. This association between recommendation adherence and PCS was consistent across common cancer types and time since diagnosis. For **MCS**, a smaller difference (2.2 points, P < .001) favoring survivors in the high adherence level was observed. This association between recommendation adherence and MCS was also observed among breast and colorectal cancer survivors and among short-term (2 to 5 years) and long-term (> 10 years) survivors, but the difference in MCS across adherence levels among gynecologic cancer survivors and women surviving 5 to 10 years did not reach statistical significance.

　平均 PCS は 40.2,平均 MCS は 53.0 で,75 歳以上の女性の米国標準値とほぼ同じであった.推奨事項順守レベルが高いと,PCS も MCS も共に高い傾向が見られた(表3；両者 P_{trend} < .001).順守スコアが 1 点上がると,PCS は 2.3,MCS は 0.9 上がった.PCS では,高スコア群(43.5)と低スコア群(37.0)で臨床的意義のある差が認められた.順守レベルと PCS とのこの相関関係は,頻出がんのいずれでも,また診断後の年数を問わず一貫して認められた.一方 MCS は,順守レベル高スコア群の方がわずかに(2.2, P < .001)高かった.MCS と順守レベルとの相関関係もまた,乳がん,大腸がんの生存者で認められ,短期(2〜5年)生存者および長期生存者(10年超)でも認められたが,婦人科がんの生存者および中期(5〜10年)生存者では,順守レベルの高低間に見られた MCS の差は統計学的に有意ではなかった.

　======== の箇所は,相関係数を書かない場合にお役に立つかも.
　第3パラグラフは割愛します.

臨床試験例(第Ⅱ相治験例を取り上げました)

Romosozumab in Postmenopausal Women with Low Bone Mineral Density
(N Engl J Med 2014；370：412–20)

低骨密度の閉経後女性に対するロモソズマブ

Results
Participants
A total of 419 participants were enrolled in the study and underwent **randomization**, and 383 (91%) completed the 12-month visit; 36 participants (9%) withdrew from the study (Fig. S1 in the Supplementary Appendix). The main reason reported for study discontinuation was **withdrawal of consent** (5% of participants). The **demographic characteristics** and key characteristics at

baseline among the women enrolled in the study were balanced across the eight randomized groups (Table 1, and Table S1 in the Supplementary Appendix). The mean age of the participants was 67 years, 86 % of the participants were white, and **the mean T scores at the lumbar spine, total hip, and femoral neck** were −2.29, −1.53, and −1.93, respectively.

　計419人の試験参加者を今回の試験に登録して，**ランダム化**した．このうち383人（91％）は12か月後の受診で試験を完了し，36人（9％）は試験を中止した（図S1）．試験中止の理由として報告されたのは，主に**同意の撤回**（参加者の5％）であった．ベースライン時の**患者背景**と重要な特性はランダム化した8群＊間でほぼ同等であった（表1，表S1）．平均年齢は67歳，86％が白人で，**腰椎**，**全股関節**，**大腿骨頚部の平均T スコア**は，それぞれ−2.29，−1.53，−1.93であった．

＊：8群は，第1群 プラセボ（N=52［3か月毎，N=22；毎月，N=30］），第2群 ロモソズマブ 140mg, 3か月毎（N=54），第3群 ロモソズマブ 210mg 3か月毎（N=53），第4群 ロモソズマブ 70mg 毎月（N=51），第5群 ロモソズマブ 140mg 毎月（N=51），第6群 ロモソズマブ 210mg 毎月（N=52），第7群 アレンドロネート 70mg 毎週（N=51），第8群 テリパラチド 20μg 毎日（N=55）（8群設定とはすごい！ミスが生じませんように！）．

　重要因子であるBMD（Tスコア）の**腰椎におけるベースラインからの変化（％）**を主要評価項目としているので，第2パラグラフでは有効性というサブタイトル下にまずBMDの結果が以下のように述べられます（**施行した順ではなく，重要な順に記載しましょう**）．
　太字は試験評価項目，ピンク色マークはエビデンスに必要な表現箇所です．

Efficacy
Bone Mineral Density
At month 12, participants in the pooled romosozumab group, as compared with the pooled placebo group, had a significant increase in **bone mineral density at the lumbar spine** (primary end point; P < 0.001), regardless of dose frequency (monthly or every 3 months) and dose level (140 mg or 210 mg) (Table S2 in the Supplementary Appendix). In addition, each of the five romosozumab groups, as compared with the pooled placebo group, had a significant increase in

bone mineral density at the lumbar spine (Figure 2 and Table 2, and Table S3 in the Supplementary Appendix), as well as **at the total hip** (Figure 2, and Table S4 in the Supplementary Appendix) and **femoral neck** (Figure 2, and Table S5 in the Supplementary Appendix) (P ＜ 0.001 for all comparisons).

　12か月後，ロモソズマブ全投与群の被験者では，プラセボ全投与群の被験者と比較して，腰椎のBMD（主要評価項目）に有意な増加が認められ（P ＜ 0.001），この増加は投与回数（月1回または3か月に1回）や1回の投与量（140mgまたは210mg）に影響されなかった（表S2）．さらに，ロモソズマブ投与（5群）の各群では，プラセボ全投与群と比較して，腰椎のBMD（図2，表2，表S3）のみならず全股関節のBMD（図2，表S4）と大腿骨頚部のBMD（図2，表S5）にも有意な増加を認めた（比較のすべてで P ＜ 0.001）．

The largest gains were observed with the 210-mg monthly dose of romosozumab, with mean increases from baseline to 12 months of 11.3％ at the lumbar spine, 4.1％ at the total hip, and 3.7％ at the femoral neck. These increases were significantly greater than those observed in the alendronate and teriparatide groups (P ＜ 0.001 for all three comparisons) (Figure 2, and Tables S3, S4, and S5 in the Supplementary Appendix). No noteworthy differences in bone mineral density at the distal third of the radius were observed at 12 months between any of the romosozumab groups and the pooled placebo group, the alendronate group, or the teriparatide group (Table S6 in the Supplementary Appendix).

　最大の効果は，ロモソズマブ210mgの月1回投与で認められ，ベースライン（投与前）から12か月後までの平均BMD増加率は腰椎では11.3％，全股関節では4.1％，大腿骨頚部では3.7％であった．ロモソズマブによるこの3か所の増加は，アレンドロネートやテリパラチドに比べて，有意に多かった（3か所について P ＜ 0.001）（図2，表S3，S4，S5）．橈骨遠位1/3骨幹部のBMDには，ロモソズマブのどの投与法でもプラセボ投与，アレンドロネート投与，テリパラチド投与と比べて，注目すべき差は認められなかった（表S6）．
　次のパラグラフには，6か月後の3か所のBMDを比較した結果が述べてありますが，割愛します．BMDの次は骨代謝マーカーの結果です．

Markers of Bone Turnover
In all the romosozumab groups, increases in bone-formation markers were transitory. Increases were noted 1 week after the initial dose was administered and were greatest at month 1. The levels returned to baseline values or fell below baseline values between months 2 and 9, depending on the dose and the marker (Figure 3A, and Tables S7, S8, and S9 in the Supplementary Appendix).

　ロモソズマブ全投与群において，複数の骨形成マーカーの増加は一時的であった．まず初回量投与から1週間で増加が認められ，1か月で非常に大量になったが，2か月から9か月までの間にベースライン値に戻ったり，それ以下になったりと，用量およびマーカーの種類に応じて減少した．（＊：Methodsの項で，数種のマーカーの値を測定したとあり，Resultsの項では，それらの結果はこの複数形に示されているが，図には代表としてPINPのみの結果が提示されている）

　Bone-resorption marker（serum β-CTX）および *Biochemical analyses* の項は割愛．

Adverse Events and Safety
The proportions of participants reporting adverse events and serious adverse events were similar in the pooled placebo group and the romosozumab groups (Table 3 and Table S13 in the Supplementary Appendix). No apparent relationship between dose and adverse events was observed.

有害事象と安全性
　重篤な有害事象を含む有害事象を報告した被験者の割合は，プラセボ群とロモソズマブ群でほぼ同じであった（表3，表S13）．用量と有害事象との間に明らかな関連は認められなかった．

　以下割愛．

■ よく使う表現

▶ 比較・対比

The median overall survival was 10.7 months（**95% CI**, 10.0 to 12.2）in the ××××× group as compared with --- months（**95% CI**, ----）in the placebo group（**hazard ratio** for progression or death, 0.79；**95% CI**, 0.66 to 0.94；**P**=0.007）

The median progression-free survival was ----- months（**95% CI**, ----）for patients with ***** versus --- months（**95% CI**, ----）for patients with ◆◆◆（**hazard ratio**, ----；**95%CI**, ----；**P** < 0.001）.

Serious adverse events were more common in the ××××× group than in the placebo group（---% vs. ---%）, **including** thrombocytopenia（ ---% vs. ---%）, lymphopenia（ --- % vs. ---%）, and hypertension（ ---% vs. ---%）.

Total and free circulating cortisol levels were consistently higher in the patients than in controls, whereas corticotropin levels were lower.

A total of 84.9% of the children with xxx infection at baseline had either no infection or a light infection after treatment with ***. In contrast, considerably fewer children receiving ••• had no infection or a light infection after treatment（58.5% and 46.8%, respectively）.

Among participants with a family history of colorectal cancer, a significant association was no longer observed beyond 5 years after colonoscopy（multivariate hazard ratio, 0.91；95% CI, 0.55 to 1.52）. By contrast, there was a sustained association beyond 5 years among persons without a family history of colorectal cancer（multivariate hazard ratio, 0.43；95% CI, 0.32 to 0.58）（P = 0.04 for interaction）.

▶ 正・負の相関

CXCL4 levels correlated with the extent of skin fibrosis in the limited cutaneous phenotype (R2=0.59, P < 0.01) and the diffuse cutaneous phenotype (R=20.74, P < 0.001)

The mRNA level correlated positively with protein expression of 5 β-reductase (r^2 = 0.46, P < 0.001), which in turn had a negative correlation with circulating cortisol levels.

The hepatic mRNA 5 α-reductase level also correlated negatively with circulating bile acids.　　　　　　　　　　　　　　　　　　　　（inversely）

A J-shaped association between BMI and all-cause mortality was observed among all the participants (P < 0.001 for nonlinearity among NHS participants; P = 0.59 among HPFS participants).

Exclusion of participants who died in the first 4 years of follow-up resulted in a monotonic positive association between BMI and death among participants who had never smoked.

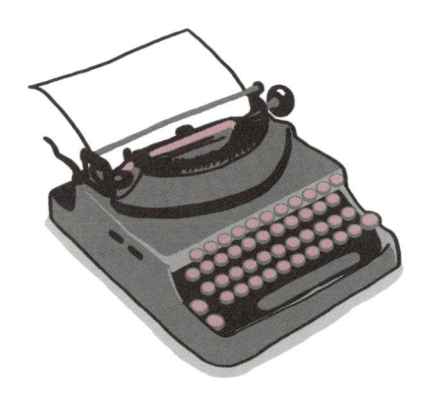

Column

患者さんの権利を守る

　ケースシリーズを投稿しようとしているE先生．「画像掲載の許可を患者さんにとっているかって？　目に黒線を入れているから特定できないので大丈夫．いまさら一人ひとりに確認なんて取れないよ．」

　医学研究は人類の健康の維持と増進のために行われるものですが，臨床研究を行うためには研究対象としての患者さんの協力が欠かせません．この研究のために患者さんの権利や利益が損なわれることがあってはならない，ということを定めたのがヘルシンキ宣言です．ヘルシンキ宣言は日本を含め世界中で臨床研究の倫理的指針のスタンダードとして採用されており，研究成果を論文として投稿する際も，多くの投稿規定がヘルシンキ宣言に準拠していることを明記するよう要求しています．

　ICMJE Recommendationsにおいてもこの患者の権利については1セクションを割いて説明されています．ここではヘルシンキ宣言の遵守に加え，インフォームドコンセントについても記載されています．研究を発表する際には，個人が特定されるようなあらゆる情報はすべて遮断し，またその内容については患者さんご自身（または代諾者）の承諾を得る必要があるとされています．C先生は目に黒線を入れていると述べられていますが，ICMJEでは目の領域を隠すだけでは不十分である事を実例として挙げており，症例の写真やX線画像などでは疾患，病巣の部分だけを切り取って使うなどの配慮が求められます．また，ジャーナル側でも，投稿時に患者さんから得た同意説明書を提出するよう投稿規定に記載する動きが進んでいます．

　プライバシーの保護は，インターネット技術の高度化にともなってますます重要な問題になっていくと考えられます．論文だけでなく，患者さんの情報を取り扱う際には最大限の配慮が必要ではないでしょうか．

section 9 考察は説得力のうでくらべ
Discussion

規定事項

ICMJE は次のように規定しています.

Discussion
Emphasize **the new and important aspects of the study** and **the conclusions that follow from them in the context of the totality of the best available evidence**. Do not repeat in detail data or other information given in other parts of the manuscript, such as in the Introduction or the Results section. For experimental studies, it is useful to begin the discussion by briefly summarizing the main findings, then explore possible mechanisms or explanations for these findings, compare and contrast the results with other relevant studies, state the limitations of the study, and explore the implications of the findings for future research and for clinical practice.

　研究のこれまでにない重要な側面と,そこから導かれる結論(入手可能な最良のエビデンスをすべて集めたうえで)を力説すること.緒言や結果の節で述べたデータなどを詳細に繰り返し述べてはいけない.実験的研究の場合は,以下の順で言及していくのがよい.

① 主な観察結果を簡潔にまとめて書き始める
② 推定されるメカニズムや説明へと進む
③ 他者の研究結果と比較・対比させる
④ 自分達の研究の限界について述べる
⑤ 今後の研究や臨床実践に向けての展開・広がりを示す

Link the conclusions with the goals of the study but avoid unqualified statements and conclusions not adequately supported by the data. In particular, distinguish between clinical and statistical significance, and avoid making statements on economic benefits and costs unless the manuscript includes the appropriate economic data and analyses. Avoid claiming priority or alluding to work that has not been completed. State new hypotheses when warranted, but label them clearly.

さらに，結論と研究目標をリンクさせる．しかし，データ裏付けがないことまで述べたり結論づけたりしないこと．特に，臨床的意義と統計的意義（有意性）を区別し，経済的データや分析を含む論文でない限り，経済的利益・費用に関する表記は避ける．まだ完了していない研究に優先権を主張したり，仄めかしたりも控える．新しい仮説を提唱できる場合は，それを表記して，その旨を明記する．

ごもっとも，と言えることばかり．皆様どうぞ，著者エチケットをご順守ください！

■ 臨床研究例

Lung Cancer That Harbors an *HER2* Mutation: Epidemiologic Characteristics and Therapeutic Perspectives　　　　　　　　　（J Clin Oncol 2013；31：1997-2003）

HER2 遺伝子変異陽性肺がん：疫学的特性と治療展望

＜概略＞　非小細胞肺がん（NSCLC: non-small-cell lung cancer）の約 2％に *HER2* 遺伝子変異（エクソン 20 の in-frame insertion）が認められるが，*HER2* 遺伝子変異陽性 NSCLC 症例の臨床経過を示すデータはほとんどない．そこで今回，後ろ向きに 65 症例を見つけ，臨床病理学的特性や治療経過・予後を調べた．Abstract の Conclusion では，

This study, the largest to date dedicated to *HER2*-mutated NSCLC, reinforces the importance of screening for *HER2* mutations in lung adenocarcinomas and suggests the potential efficacy of HER2-targeted drugs in this population.

今回の研究は，*HER2* 遺伝子変異の NSCLC についてこれまで行われた研究のなかで最大規模の研究であり，肺腺癌における *HER2* 遺伝子変異スクリーニングの重要

性を強め，HER2 遺伝子陽性肺腺癌に対して HER2 蛋白質標的薬が有効である可能性を示唆している，と述べています．

Discussion
In this article, we report on the largest series to date (n=65) of patients with NSCLC and *HER2* mutations. Despite the limitations of this retrospective study, it provides important insights into *HER2*-driven NSCLC.

　考察の節の冒頭で，「本稿では過去最大規模の *HER2* 遺伝子変異陽性 NSCLC 症例シリーズ（65 例）について報告した．後ろ向き研究という限界はあるが，ドライバー遺伝子と称される *HER2* 遺伝子に変異がある NSCLC に関して重要な見識を提供するものである」と最重要な観察結果を，Abstract の Conclusion の一部を言い換えて，述べています．

Data about the real incidence of *HER2* mutations occurring in patients with lung cancer are heterogeneous, ranging from 1% to 6% in highly selected patients. In this article, we reported an incidence of 1.7%, which is consistent with recent publications.[9,11-12] Nevertheless, we cannot conclude the real incidence of *HER2* mutations, because we cannot exclude a selection bias in some participating centers.

　第 2 パラグラフでは，重要な見識を述べる前に，肺癌患者における *HER2* 遺伝子変異発生率に言及しています．これまでの報告では 1%〜6%，今回の報告では 1.7%（65 例 /3800 例*）で一致．しかし，現実的な発症率について結論は下せない．選別バイアスを除外できない研究参加医療機関があるから，と本研究の限界の 1 つに触れています．

First, we confirm the suggested profile of patients presenting with *HER2*-mutated NSCLC, as suggested in smaller series.[11,21] Our NSCLC patients with mutated *HER2* were mainly female, nonsmokers, and exclusively suffering from adenocarcinoma subtype disease. Nevertheless, we identified some men and heavy smokers (up to 60 packs-year) suggesting that *HER2* testing could be guided by tumor subtype (adenocarcinoma), but should not be restricted to clinically defined subgroups. Looking at the natural history of *HER2*-mutated NSCLC, irrespective of the treatment delivered, which was highly variable in our study, we found that overall survival (89 months for early-stage disease and 23 months for stage IV disease) seemed to be better than reported in large, unselected NSCLC cohorts. In a recent series, Arcila et al[11] reported a median overall survival of 19 months for patients with *HER2*-mutated NSCLC in advanced stages (stages IIIb or IV), compared with a survival rate of 30 months for patients with *EGFR* mutation.

第3パラグラフでは,まず *HER2* 遺伝子変異陽性 NSCLC の患者背景を明らかにしています(小規模シリーズ[11,21] と同様).患者は主に,女性(45 例 /65 例*)で非喫煙者(34 例 /65 例*;ヘビースモーカーの男性も含む),組織型はすべて腺がんであること(*HER2* 検査を限定的に施行してよいか,の問題を提起).続いて,今回の研究では多様な治療法であったが,全生存期間は早期がんでは 89 か月,IV 期では 23 か月であり,大規模な非選別 NSCLC コホートで報告された数値より良好なようであると主張しています.さらに最近の Arcila らの報告(進行 NSCLC [IIIb 期または IV 期] の *HER2* 変異陽性では 19 か月,*EGFR* 変異陽性では 30 か月)とも比較しています.

In a meta analysis of 40 published studies, HER2 overexpression assessed by IHC was associated with poor prognosis in NSCLC, specifically in adenocarcinomas, with no prognostic value in squamous cell carcinomas.[22] Other reports confirmed the prognostic impact of HER2 overexpression, which has been found in up to 35% of patients with NSCLC.[10] Conversely, *HER2* amplification determined by FISH was not prognostic.[22] **In our series**, because only a subset of patients received HER2-targeted agents in variable lines of treatment, sometimes in the final course of the disease, survival is reported from the time of diagnosis for the whole *HER2*-mutated population. Obviously, the retrospective nature of the report precludes a definitive statement on whether *HER2* mutations in patients with NSCLC are prognostic or predictive. Based on the encouraging responses and the long median survival of our patients, we can speculate that *HER2* mutations are equally predictive and prognostic but this warrants prospective validation.

第4パラグラフでは,これまでに発表された 40 報をメタ解析した結果と,今回の研究結果を対比させて,今回の研究の限界に言及しています.メタ解析からは IHC(免

疫組織化学法*）で評価したHER2蛋白質の過剰発現は，NSCLC腺がんの予後因子と考えられる（肺扁平上皮がんに対しては予後因子としての価値はない）が，FISH法（蛍光 in situ ハイブリダイゼーション法*）で測定した*HER2*遺伝子増幅は予後因子ではなかった．今回の研究では（患者の一部のみがHER2を分子標的とする薬剤を治療のさまざまな段階［がん末期も含めて］で投与されていたため，*HER2*遺伝子変異例全例について診断時以降の生存期間を報告），後ろ向き研究という性質から，NSCLCでの*HER2*遺伝子変異が予後因子か予測因子かについての決定的な記述はできない，としています．*HER2*遺伝子変異は，予後因子でもあり予測因子でもあるが，その決定には前向きの検証が必要であるというのです．

　ちなみに予後因子とは，再発，死亡など病気の自然史（自然経過）を推測する因子のこと，予測因子とは，治療効果を推測する因子のことです．ホルモン受容体などは予後・予測因子といわれています．

　次の，FISH法での*HER2*評価に関するパラグラフは割愛します．「考察」最後のパラグラフは治療に関してで，かなり長いため，3つに区切って読みたいと思います．

We aimed to analyze the potential interest of HER2-targeted drugs. To our knowledge, our report is the largest series to date reporting on HER2-mutated NSCLC treated with HER2-targeted drugs. In our study, 17 patients with advanced NSCLC did not receive any HER2-targeting drugs, owing to the absence of standard at the time of diagnosis, the lack of dedicated clinical trials, and the difficulties to access some unregistered drugs. Some patients were therefore treated following conventional guidelines without taking into account their *HER2* mutation status. Available data from the literature concerning HER2-targeted agents in NSCLC are still scarce and are somewhat anecdotal.

　まず，HER2標的薬がどれほど有用かを解析しようとした，で始まり，われわれの知る限り，今回の研究は，HER2標的薬で治療した*HER2*遺伝子変異NSCLCの報告としてはこれまでで最大規模（16例22 treatments）であることを繰り返し述べています．しかし，17例の進行NSCLC例にはHER2標的薬が投与されていない（理由は，診断時点で標準治療法が確定していなかった，関連する臨床試験も実施されていなかった，未承認薬を入手しがたかった）ので，*HER2*遺伝子変異の有無を考慮せずに従来のガイドラインに従って治療した症例が存在していることを弁明しています．

The addition of trastuzumab to chemotherapy has clearly improved survival in breast cancer patients with HER2 protein expression or gene amplification.[14] Trastuzumab in combination with cisplatin and gemcitabine in advanced NSCLC patients failed to show a benefit, although a trend toward better outcome with trastuzumab was observed in patients with strongly positive (3+) HER2-IHC or positive *HER2*-FISH.[15] In *HER2*-amplified NSCLC, there seems to be no clear benefit from lapatinib.[23] A single-arm trial with afatinib used as a monotherapy showed a response in three of three evaluable patients with *HER2*-mutated adenocarcinoma, even in the context of resistance to other EGFR- or HER2-targeted compounds.[17] In addition, there are single reports of patients with *HER2*-mutated NSCLC who responded to trastuzumab in combination with paclitaxel or vinorelbine.[13,18] Trastuzumab is currently being tested as a single agent in patients with HER2-IHC–positive, *HER2*-mutated, or *HER2*-amplified NSCLC (trials NCT00004883 and CT00758134), as well as in combination with carboplatin and paclitaxel. Pertuzumab is currently being tested in a phase II trial in patients with advanced, pretreated NSCLC (trial NCT00063154).

　ここからは，これまでの治療についての考察が行われます．化学療法にトラスツズマブを追加すると，HER2 蛋白質の発現か *HER2* 遺伝子の増幅を示す乳がん症例では，明らかに生存期間の延長が見られたことから，進行 NSCLC 症例に対しても同様の療法が試みられたのです．シスプラチンおよびゲムシタビンをトラスツズマブと併用しても，効果は見られなかったが，IHC 法で HER2 蛋白質強陽性（3+），FISH 法で *HER2* 遺伝子変異陽性の症例では，トラスツズマブによる効果増大の傾向が認められた．*HER2* 遺伝子増幅 NSCLC では，ラパチニブの効果は認められていない．単剤療法として用いられたアファチニブの単独投与試験では，評価可能な *HER2* 遺伝子変異腺がんの 3 例で 3 例ともに反応が認められたが，他の EGFR 標的薬や HER2 標的薬には反応しなかった，と今回用いた HER2 標的薬の治療成績の傾向があぶりだされます．さらに *HER2* 遺伝子変異 NSCLC 例に対してトラスツズマブ＋パクリタキセル／ビノレルビンの併用効果がみられたという報告がある．トラスツズマブは現在，HER2 蛋白質陽性（IHC 法）例や *HER2* 遺伝子変異 NSCLC 例，*HER2* 遺伝子増幅 NSCLC 例に対する単剤治療薬として試験中であり（臨床試験登録番号 NCT00004883,CT00758134），カルボプラチンとパクリタキセルとの併用試験も行われている．ペルツズマブは，治療歴のある進行性 NSCLC 症例を対象にした第 II 相試験が進行中である（NCT00063154），と言及されます．

Our study indicates that anti-HER2 therapies are associated with encouraging response rates (50%), disease control rates (80%), and PFS (5.1 months) in patients with heavily pretreated *HER2*-mutated NSCLC. Three different *HER2*-targeting drugs were used in our study. Trastuzumab and afatinib seemed to be associated with satisfactory disease control, whereas lapatinib was not, which is consistent with a prior case report.[18] In our study, trastuzumab was mostly used in combination with chemotherapy as the first anti-HER2 therapy, whereas lapatinib and afatinib were mostly used at later stages, except in one patient. The relative efficacy of these molecules clearly deserves prospective evaluation in larger international clinical trials.

　最後に，今回の研究からは，濃厚な治療歴のある *HER2* 遺伝子変異 NSCLC 症例に対して，抗 HER2 抗体（すなわち，HER2 標的薬）療法は奏効率（50％）が良好で，病勢コントロール率（80％）が高く，PFS（無増悪生存期間，5.1 か月）も良好な結果を示した．使用した薬剤は異なる 3 種の *HER2* 遺伝子標的薬（トラスツズマブ，アファチニブ，ラパチニブ）であったが，特にトラスツズマブとアファチニブは病勢コントロール率が非常に高く（それぞれ，93%，100%），ラパチニブは不良であった．この結果は，既報の症例報告[18]と矛盾していない，と自験の結果を力説し，さらに，今回の研究では，主にトラスツズマブを初回の HER2 標的薬として化学療法と併用し，ラパチニブとアファチニブは 1 例をのぞいて，大抵後期に使用したが，これら 3 種の分子薬の有効性については，より大規模な臨床試験で前向きに評価する価値がある，と**今後の展望**を示しています．

　さて，皆様，どれほど納得されたでしょうか．

Column

ちょっと待って！
その論文，そのまま投稿できますか③

　ご自分のクリニックの患者さんを対象に前向き介入研究を計画中のF先生．「最近，臨床研究の実施や研究成果の投稿においては倫理的な側面に配慮が必要だと言われるけれど，どんなことに注意を払わなくてはならないの？」

　ヒト対象の臨床研究については厚生労働省の「臨床研究に関する倫理指針」（2008年改訂）を遵守する必要があります．被験者の人権保護や安全保持といった倫理的な側面に対する配慮が重要視されており，この指針に従えば，実施計画書の作成，インフォームドコンセント，倫理委員会の設置，臨床試験登録等，ICMJEで要求される出版倫理上の要求もすべてカバーされます．

　2009年4月から，臨床研究を実施する研究者にはこの倫理指針の研修が義務づけられるようになりました．倫理審査の申請者（主任研究者）はもちろんのこと，研究に携わる研究者は年に1度研修を受け，倫理講座受講の記録を登録する必要があります．大学や公的機関で開催される「臨床研究ならびに生命・医学倫理に関する研修」講座に参加するほか，ICR webなどe-learningで学ぶことも可能です．研修の内容は「臨床研究に関する倫理指針」の内容を基本とし，ヘルシンキ宣言，個人情報の保護，安全性報告，利益相反，試験デザインや統計学的検定，研究の品質保証と管理についてなど，講座によって多岐にわたります．GCPとの違いは，新薬承認申請のためにより厳しい基準が適用される省令なのか，自主的な遵守を求められる倫理指針なのか，という点．

　研究対象者や患者さんの安全を守り，研究の透明性を確保するための出発点がこの指針です．この指針を遵守することで結果報告の質も高まります．研究スタート前にはまず研修のご受講を！

臨床試験例

Albumin Replacement in Patients with Severe Sepsis or Septic Shock
(N Engl J Med 2014；370：1412-1421)

重症敗血症または敗血症性ショックの患者に対するアルブミン補充

＜概略＞ これまでの研究から，重症敗血症患者に対するアルブミン投与は有効である可能性が示唆されていたが，有効性は十分に確立していなかった．そこで今回，多施設共同非盲検試験によって，100か所のICUに入院中の1,818人の重症敗血症患者をランダムに2群に割り付け，20％アルブミン＋晶質液か，晶質液のみを投与して（アルブミン群ではICU退室かランダム化後28日まで目標血清アルブミン濃度を30g/L以上に維持），その有効性を比較検討した．主要エンドポイントは28日後の全死因による死亡，副次エンドポイントは90日後の全死因による死亡など．試験の結果から，アルブミン・晶質液併用は，晶質液単独と比較して，28日後の死亡率（アルブミン群31.8％［285/895］ vs 晶質液群32.0％［288/900］；RR 1.00, 95％ CI 0.87-1.14, P=0.94）および90日後の死亡率（41.1％［365/888］ vs 43.6％［389/893］；RR0.94, 96％ CI 0.85-1.05, P=0.29）を改善しなかった．

DISCUSSION

The main results of this large-scale trial provide evidence regarding both the efficacy and the safety of the use of human albumin during severe sepsis—an interventional strategy that has long been debated.[21,22] The addition of albumin to crystalloids during the first 28 days of treatment to maintain a serum albumin level of 30 g per liter or more is safe but does not provide a survival advantage over crystalloids alone, over a follow-up period of 90 days. Similar findings were observed in the subgroup stratified according to the interval between the time the patient met the clinical criteria for severe sepsis and treatment application.

　今回の大規模試験の主な結果から，重症敗血症に対するヒトアルブミンの使用—長年物議を醸してきた介入策—の有効性と安全性に関するエビデンスが与えられた．治療28日間は晶質液にアルブミンを加えて血清アルブミン濃度を30g/L以上に保つ戦略は安全であるが，経過観察90日後には，晶質液単独療法を有意に上回るsurvival advantage（延命効果［生存率上昇］）は与えない．症例が重症敗血症の試

験登録基準に達した時点から治療適用時点までの期間によって層別化したサブグループでも，同様の所見が認められた，と第1パラグラフでは，規定通りに，試験した治療法とその結果（期待はずれ？）が記載されています．カメラが特定の人に焦点を当てて，迫っていくような感じです．

The findings in our trial may appear to contradict those of the predefined subgroup analysis from the SAFE study,[5] which suggested a survival advantage with an albumin-based strategy during severe sepsis. The plausibility of this hypothesis was supported by the significant hemodynamic advantages observed[23] and by further investigations showing that the correction of hypoalbuminemia reduced the severity of organ dysfunction.[4,6] Similar beneficial effects were also suggested by a large meta-analysis, which concluded that the use of albumin-containing solutions could be associated with lower mortality than that seen with other fluid regimens.[24]

　第2パラグラフでは，今回の試験の結果は，SAFE試験（重症敗血症に対してアルブミンベースの治療戦略で生存延長を図りうることを示唆）における事前定義したサブグループの解析の結果を否定するように見えるが，このSAFE試験の仮説の妥当性は，血行動態の有意な改善が認められたことにより支持され，更なる検討の結果，低アルブミン血症が補正されて臓器不全の重症度が軽減した事実にも支持された，と主張しています．同様の効果が大規模なメタ解析からも推測されていて，アルブミン液を使用すると，他の輸液の場合より低い死亡率につながったという結論に至っています．今回の試験結果を他者の先行研究結果と比較・対比して，結果の解釈を深めているのです．

Our results confirm that administration of albumin produces small but significant hemodynamic advantages. A significantly greater proportion of patients in the albumin group than in the crystalloid group reached the targeted mean arterial pressure within 6 hours after randomization (Table S7 in the Supplementary Appendix). During the first 7 days, the mean arterial pressure was higher, whereas the heart rate and net fluid balance were lower, in the albumin group than in the crystalloid group. Moreover, the average cardiovascular SOFA subscore over the course of the study period was lower in the albumin group, and the time to the suspension of inotropic or vasopressor agents was shorter, indicating a decreased use of vasopressors. These effects were obtained with similar amounts of administered fluids in the two study groups. These findings confirm a physiological advantage of albumin administration during severe sepsis, including a larger fluid distribution within the intravascular compartment and, in addition, possible effects of albumin as a scavenger of nitric oxide,12 mediating peripheral vasodilatation during sepsis.[25,26]

　第3パラグラフでは，今回の結果で確認できた事実に言及していいます．アルブミン投与により血行動態のわずかではあるが有意な改善が得られた．晶質液群に比べアルブミン群では有意に多数の症例でランダム化後6時間以内に目標の平均動脈圧に達した．投与7日間に，晶質液群よりアルブミン群で平均動脈圧は高かったが，心拍数と体液バランスは低かった．さらに試験期間中，心血管系の平均的な SOFA（Sequential Organ Failure Assessment）サブスコアはアルブミン群で低く，強心薬や昇圧薬の停止までの時間は短かったことから，昇圧薬の使用を抑制することが示唆された．こうした所見が認められたのは2群でほぼ同量の輸液を投与した場合であり，重症敗血症に対するアルブミン投与の生理学的優位性や，血管内コンパートメント内への輸液の広がりを含め，さらに一酸化窒素スカベンジャーとして働くと思われるアルブミンの作用，つまり敗血症の際に末梢血管拡張に関わる作用などが確認できたと，アルブミン投与が実は，敗血症で結構意義ある働きをすることが説明されています！
　次のパラグラフは副次評価項目（アルブミン投与の安全性に関連）ですが，これは割愛し，最後の3パラグラフに行きます．

Post hoc univariate and multivariate analyses of data from the 1121 patients with septic shock showed significantly lower mortality at 90 days in the albumin group than in the crystalloid group. Conversely, in the subgroup of patients with severe sepsis without shock, mortality appeared to be higher among those who were treated with albumin than among those treated with crystalloids alone, although the difference was far from significant. This analysis was not prespecified, and therefore it may be characterized by well-known biases. Nonetheless, a state of shock associated with severe sepsis represents a well-defined clinical entity. Moreover, if the oncotic, antiinflammatory, and nitric oxide–scavenging properties of albumin are of clinical importance, these may be maximally exploited in the conditions that are the most severe, such as cardiovascular dysfunction.

1,121例の敗血症性ショック症例のデータに関して単変量・多変量分析で事後検定したところ，晶質液群に比べアルブミン群で有意に低い90日後の死亡率が認められた．一方，ショックなし重症敗血症例では，晶質液群よりアルブミン群で死亡率は高いようであったが，その差は有意というには程遠かった．この解析は，事前に規定していたものではなかったため，よく知られているバイアスによるものかもしれない．とはいえ，重症敗血症に伴ったショック状態は，明確に定義された臨床実体である．さらに，アルブミンの腫脹的，抗炎症的かつ一酸化窒素スカベンジャー的性質が臨床面で重要であるのなら，探求される可能性が非常に高い病態は，心血管障害など最重症の病態であると思われる．

重症敗血症群をショックの有無で二分すると，アルブミンの有意性データがでました！　今後，展開される領域も名指しされました．なるほどこのように進んでいけばいいのかと納得できますね．

Point 9 ≫　事後検定で有意なデータをみつけよう．

Our trial has certain limitations. First, we included the use of albumin solutions with a greater concentration than those used in the SAFE study（20％ vs. 4％）. Consequently, the volume of albumin solution that was administered was markedly lower than that administered in the SAFE study, since our goal was to correct hypoalbuminemia and not to directly replace intravascular volume. **Second**, the observed mortality at 28 days was lower than originally expected, thereby increasing the likelihood that the study was underpowered. **Finally**, only approximately one third of the patients were enrolled during the early phase of severe sepsis.

今回の研究には限界がある．第一に，われわれが用いたアルブミン溶液は，SAFE試験で用いられたものより高濃度であった．その結果，投与したアルブミン溶液量がSAFE試験の場合より非常に少なかった．その理由は，われわれの最終目的が低アルブミン血症を補正することであって，血管内のアルブミン量を直接的に補充することではなかったからである．第二に，28日後に認められた死亡率がもともと想定していた値より低かった．それで検出力不足という可能性が高まった．第三に，約三分の一の患者のみが重症敗血症の早期に試験に参加した．研究の限界についてもしっかり記載されています．

In conclusion, the use of albumin in addition to crystalloids to correct hypoalbuminemia as compared with the use of crystalloids alone, in patients with severe sepsis during their stay in the ICU **did not provide a survival benefit** at 28 or 90 days, **despite improvements in** hemodynamic **variables. The clinical benefit of** albumin that was seen in the post hoc analysis of the subgroup of patients with septic shock **warrants further confirmation**.

　結論として，ICUに入院中の重症敗血症患者に対して低アルブミン血症を補正するために晶質液とアルブミンを併用しても，晶質液単独の場合と比べて，28日後および90日後の**生存率増加は認められなかったが**，血行動態**指標には改善が認められた**，と力説し，アルブミンの臨床効果が敗血症性ショック患者の事後解析で認められたが，この点は今後確認が必要である，と今後の研究展望をさらりと加えています．

　皆様，納得されましたか．それにしても，大変お疲れさまでした．

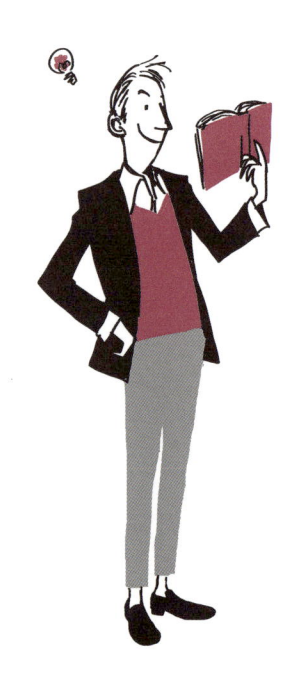

> Column

われわれはオーサーシップに則り・・・

　指導教官に何やら相談している G 先生．「著者のリストですが，△△科の○○教授もとりあえず入れておいたほうがいいですか？　○○教授を入れるんだったら□□先生もでしょうか．　順番ってどうしたらいいんでしょうか？」

　著者のリストを決定するのはたいへんです．研究チーム内の力関係や人間関係を把握し，うまく波風が立たないように・・・という苦労がかつてはあった（ある）かもしれませんが，実は研究に携わった人が著者に該当するかどうか，そして著者のリストの順番についてはルールが存在します．

　ICMJE の推奨事項のなかに，Authorship という言葉があります．これは，著者であるための資格と考えてよいでしょう．次の 4 つの項目をすべて満たす人が，Authorship を持つ著者だとされています．1）研究の中で実質的な貢献をした人物．2）原稿を執筆したか，知識を要する内容に対して加筆修正を行った人物．3）論文の提出稿に対して同意した人物．4）研究のあらゆる側面で説明責任を負える人物．したがって，研究に寄与していない名前だけの人物は，著者に加える事ができません．また，間接的に研究や論文の作成に関わった人物（原稿の校正や事務手続きなど）は著者には含められず，貢献者（Contributor）という名称で位置づけられています．

　最近では，この Authorship が適切に守られているかどうかを確認するため，多くのジャーナルで全著者の署名入りの声明文の提出が求められています．この文書の作成時にトラブルにならないよう，Authorship に基づいた資格があるかどうか慎重に判断しましょう．

section 10 もうひとつの臨床研究
症例報告

「そろそろ書いてみたら？」と，臨床現場の上級医師や先輩医師に声をかけられたあなた．頭には，症例報告の四文字がチカチカしたはず．受け持っていた患者さんの顔や，プリントアウトした臨床検査データ用紙を指ではじいていた記憶を思い出し，頑張って英文で1報を書いて投稿した方は数多いと思います．なのに，あえなく戻ってきた．さまざまな理由があるのでしょう．アクセプトされるポイントは何なのか，考えてみませんか．ぜひリベンジしてください．応援します．

というわけで，もう一つの身近な臨床研究の書き方に取り組んでみたいと思います．NEJM は Brief reports と銘打って次のように述べています．

Brief Reports usually describe one to three patients or a single family. The text is limited to 2000 words, a maximum of 3 tables and figures（total），and up to 25 references. They begin with a brief summary of no more than 100 words.

通常，患者1～3人，または1家族についての報告．語数制限は 2000 words．図表は合わせて3枚以内．参考文献は25報まで．100 words 以内の短い summary を文頭に置く．

原著論文より少し負担が軽い感じです．実例を見てみましょう．

Meningoencephalitis from Borrelia miyamotoi in an Immunocompromised Patient
（N Engl J Med 2013：368：240）

免疫不全患者におけるボレリア菌（*Borrelia miyamotoi*）による髄膜脳炎

Abstract （書籍では Summary）
Ixodes ticks serve as vectors for *Borrelia burgdorferi*, the agent of Lyme disease.

Globally, these ticks often concurrently harbor *B. miyamotoi*, a spirochete that is classified within the relapsing-fever group of spirochetes. Although humans presumably are exposed to *B. miyamotoi*, there are limited data suggesting disease attributable to it. **We report a case of** progressive mental deterioration in an older, immunocompromised patient, and even though Koch's postulates were not met, **we posit** *B. miyamotoi* **as the cause, owing to its direct detection in** cerebrospinal fluid（CSF）with the use of microscopy and a polymerase-chain-reaction（PCR）assay. It is likely that *B. miyamotoi* is an underrecognized cause of disease, especially in sites where Lyme disease is endemic.

原著論文の構造化抄録とは違っています．共通して使える表現は**太字**で強調，個別の特有な表現は ▨▨▨▨ で示しました．

マダニ（*Ixodes* tick）は，ライム病（ライムボレリア症）の病原体であるボレリア菌（*Borrelia burgdorferi*；スピロヘータ）を運んでライム病を媒介・伝播する．世界中で，マダニは *B. miyamotoi* という回帰熱スピロヘータの一種も同時にかくまって運ぶことが多い．ヒトは *B. miyamotoi* に接触していると思われるが，*B. miyamotoi* に起因する感染症のデータは少ない．**今回，われわれは**高齢で免疫不全の女性に認められた進行性精神機能低下**の１例を報告する**．コッホの必要条件（特定病因説の原理）を満たしていなくても，顕微鏡検査とPCR法によって，脳脊髄液中に *B. miyamotoi* を**直接検出したため**，このスピロヘータをライム病の**病原菌と推定する**．*B. miyamotoi* は，特にライム病が風土病である地域において，その病因として認識されにくいようである．

本文の冒頭に症例報告が置かれています．

CASE REPORT

An 80-year-old woman **was evaluated because of** 4 months of progressive decline in mental status, **including** increasing confusion, withdrawal from family interactions, episodes of not getting out of bed, wobbling gait, and difficulty hearing, accompanied by a decrease in appetite and a 13.6-kg（30-lb）weight loss. **Her medical history was notable for** non-Hodgkin's lymphoma（follicular type, stage IIA）, diagnosed in February 2005. She **was treated with a regimen of** cyclophosphamide, doxorubicin, vincristine, and prednisone with rituximab from

June 2005 through September 2005, **and then with** rituximab every 6 months until August 2011. **The patient also had a history of** hypertension and **a recent diagnosis of** depression. She **had no history of** travel, **no known** tick bites or rash, and **no recent** erythema migrans. She **lived on** a farm in New Jersey, **where there was possible exposure to** poultry, cats, dogs, and field mice and where deer were frequently observed. She **had been treated twice in the past for** Lyme disease: once in November 2006 (clinical details were not available other than a negative result on serologic testing for Lyme disease) and once in July 2007, when she **presented with** erythema migrans and **was treated with** doxycycline for 2 weeks.

1. まず患者の年齢と性別を明確にして，**受診の理由**を（簡潔から詳細へと）述べています．80歳の女性が，4か月前から精神状態が次第に落ち込んでいると**訴えて来院した**．錯乱が強くなり，家族との触れ合いを避けてひきこもり，起床しないことがあり，歩行はぐらつき，聴力も下がって，食欲低下と13.6kgの体重低下に至った，というのです．

2. **特記すべき病歴**は，2005年2月に非ホジキンリンパ腫（濾胞型）と診断されたこと．その**治療について時系列**で簡潔に記載されています．6月〜9月まで4か月間，分子標的薬リツキシマブをベースとしたR-CHOP（rituximab + cyclophosphamide + doxorubicin + vinvristine + prednisone）療法が施行され，その後2011年8月まで半年ごとにリツキシマブが投与されたのです（患者はがん生存者！）．

3. その他の病歴（既往症）が続きます．高血圧であること，最近うつ病と診断されたこと．

4. 旅行歴なども言及されます．No history, no known --- ですから，今回は考慮の外においていいのです．

5. **患者の日常生活**へ探索が入ります．患者はニュージャージーの農場で暮らしているので，動物と**無防備に接触**していた**可能性**があり，考慮に入れるべきことを見つけました．ライム病の治療歴が2回ありました．初回は2006年11月（詳細はほとんど不明），2回目は2007年7月（遊走性紅斑に対して抗生剤ドキシサイクリンを2週間投与）です．

こうした背景を受けて，検査診断へと進むのです．次のパラグラフを示します．

The patient was evaluated by her primary care provider. **A metabolic workup** was unrevealing, and she was referred to the oncology department. **Computed tomography of the chest, abdomen, and pelvis showed no evidence of** new disease. **Magnetic resonance imaging of the brain**, performed with and without the administration of contrast material on February 6, 2012, **showed no acute findings. A lumbar puncture was performed** on February 21, 2012, to assess the patient for lymphomatous meningitis. **Cytologic analysis and flow cytometry showed** pleocytosis with an increased protein level

患者はまずプライマリーケア医の診察を受けた．Metabolic workup（メタボ検査）でも，胸部，腹部，骨盤のCTでも，脳のMRIでも腰椎穿刺まで施行しても，異常所見は認められなかった．ところが，細胞診とフローサイトメトリーでpleocytosis（髄液細胞増殖）が見つかり，しかも蛋白増加を伴っていました．

The patient was admitted to the hospital on February 23, 2012, for further evaluation. **On examination,** she **was afebrile and vital signs were stable. Physical examination was unremarkable except for** a soft systolic murmur. **Neurologic examination revealed that** she was slow to answer questions and follow commands, was hard of hearing, and had an unsteady gait. The patient could not give any details of her history or symptoms; she did not say that she had a headache or stiff neck.

さらなる検査が必要となり，患者は2012年2月23日に入院．検査時点では，平熱で，バイタルサインは安定していました．しかし，身体所見に一点，注目すべき所見（やわらかい収縮期雑音）が聴取され，神経学的検査で明らかになった病態が述べられます．

A follow-up spinal tap, on February 23, again showed spirochetes on Giemsa staining (Table 1). After blood and CSF samples had been obtained for cultures, **ceftriaxone, at a dose of 2g intravenously, was administered**, at 8:45 p.m. Approximately 9 hours later, at 6 a.m. on February 24, the patient had a temperature of 38.7℃（101.6°F），her systolic blood pressure was in the low 90s, and she appeared ill. She had a salutary therapeutic response to the administration of fluids and acetaminophen. The clinical presentation after the patient received ceftriaxone was suggestive of a Jarisch–Herxheimer reaction. **Treatment was then switched to penicillin G at a daily dose of 24 million U given intravenously**, because the specific pathogen remained unidentified. During the first 5 days of therapy, **the patient's physical condition improved dramatically**; the hyponatremia **resolved by** February 26. Her mental condition **improved progressively** over the first 3 to 5 days, **returning to normal** at the end of the 30-day regimen of intravenous penicillin G therapy.

　2月23日に，もう一度脊椎穿刺を施行したところ，ギムザ染色でスピロヘータが認められたので，血液・脳脊髄液（CSF）を採取後，治療が始まります．セフトリアキソン 2g 静注が投与されたが，約9時間後（翌24日）患者はまだ38.7°C の熱があり，収縮期血圧は 90（mmHg）を少し超えるほどで，よいとは言えない状態でした．補液や解熱鎮痛剤には問題がなかったので，セフトリアキソンでヤーリッシュ・ヘルクスハイマー反応を起こしていることが推察されたのです．そこで治療法がペニシリンG 2,400万単位／日 静注投与に変更されます．この治療を5日続行しているうちに，患者の体調は劇的に改善しました．低ナトリウム血症は消散し，**精神状態が次第に改善**し，30日間のペニシリンG静注療法の終了時には**正常に回復**したのです．

　次のパラグラフは Additional laboratory findings on February 23 included----- ではじまり，Cryptococcal-antigen testing and staining for acid-fast bacilli were **negative**, but spirochetes were **again visualized**. A blood culture grew *Staphylococcus epidermidis*, which was considered a contaminant. で終わります．詳細は割愛します．
　ここまでが "**INTRODUCTION**（はじめに／緒言）" に相当します．診断検査や治療と検査の裏付けを相当詳しく述べています．

METHODS では，
1. MICROSCOPICAL AND IMMUNOFLUORESCENCE STUDIES
CSF 検体の顕微鏡検査と免疫蛍光染色法について記載
2. PROPERGATION ATTEMPTS
CSF 検体を BSK（Barbour-Stoenner-Kelly）培地で培養して，菌増殖の有無を判定

3. ANTIBODY STUDIES
   血清検体および CSF 検体における *B. burgdorferi sensu stricto* 株に対する IgA, IgM, IgG アイソタイプの有無を酵素免疫測定法（EIA）によって検査
4. PCR AND PHYLOGENETIC ANALYSIS
   CSF 検体から DNA を抽出し，PCR 増殖して系統樹解析を施行

RESULTS では上記の4検査・解析の結果について，サブタイトルを少し言い換えて記載．
1. MICROSCOPICAL AND IMMUNOFLUORESCENCE FEATURES
2. PROPAGATION
3. SEROLOGIC FINDINGS
4. GENETIC ANALYSIS

DISCUSSION

- 第1パラグラフ

   The genus Borrelia can generally divided into two taxonomic groups --- で始まり，ボレリア属のライム病関連群と回帰熱関連群の2群のうち，まずライム病関連群について説明．米国で唯一知られているのは，*B. burgdorferi sensu stricto* であることも（だから，これに対する抗体の有無を調べた！）．これら病原菌を媒介するマダニ，中でも硬ダニ（hard ticks；Ixodidae［マダニ科］）に言及しています．

- 第2パラグラフ

   The relapsing-fever group comprises genetically diverse agents, many of which --- で始まり，回帰熱関連群と媒介する軟ダニ（soft ticks；Argasidae［ヒメダニ科］）について説明．回帰熱関連群でありながら，硬ダニで媒介されるスピロヘータとして，*B. miyamotoi* をとりあげています（Fukunaga M et al, Int J Syst Bacteriol 1995；45：804）．

- 第3パラグラフ

   Since the discovery of *B. miyamotoi* in Japan in 1995, it has been detected in Lyme disease vectors globally. --- で始まり，*B. miyamotoi* について説明が続きます．

- 第4パラグラフ

   In northern New Jersey (and in many other northeastern U.S. sites), there are diverse enzootic borreliae other than *B.burgdorferi sensu stricto* that --- で始まり，今回の患者の CSF から分離されたスピロヘータは，ニュージャージーに多い *B. burgdorferi* ではないようだという結論に至ります．

- 第5パラグラフ

　Our case report shows that *B. miyamotoi* infection is a likely cause of this case of meningoencephalitis. で始まり，今回のような，進行性認知低下が特徴である疾患は non-specific であり，われわれは Lyme neuroborreliosis（ライム神経ボレリア症）として治療に成功したが，誤診したかもしれない．しかし，顕微鏡下でスピロヘータの extraordinary density を認めたので，さらに調査をした．（と続きます．米国の他の地域における類似の症例の発生とその治療などに言及したあと，）ともかく，今回の症例の血清はロシアの症例シリーズとは違って，EIA で *B. burgdorferi* 抗原に反応しなかったことから，We suspect that our patient's recent treatment with rituximab may have prevented a detectable antibosy response. 今回の患者が最近受けていたリツキシマブ治療によって抗体反応が抑えられた可能性があると推測しています．

- 第6パラグラフ

　American demographic characteristics are changing, with a trend toward an increasingly older population, as well as extended survival of patients with human immunodeficiency virus infection or cancer. で始まり，高齢者における精神状態の変化は認知症や老化の過程によるものとみなされることが多いが，さまざまな微生物への exposure（曝露）によってもそうした状況になる可能性がある，と述べています．そして最後に，Immunocompromise in older patients should always prompt a more rigorous laboratory analysis, because such persons may serve as sentinels for poorly recognized or novel pathogens. と結んでいます．高齢者は，あまり知られていない病原体や新規の病原体にいち早くかかってしまうと考えられるので，高齢者の免疫不全に対しては厳正な臨床検査を常に速やかに行うべきだと提唱しているのです．

なるほど，こうした広い視点が必要なのですね．

Point 10 》、広い視点から，問題となる症例を捉えよう．

Column

Native 校正済みなのに，英語が悪いってどういうこと？

翻訳会社に英文校正を依頼した原稿を投稿したH先生．「あの原稿，"Poor English"とだけ書かれてすぐ戻ってきたけれど一体どういうこと？　本当に校正してくれたの？」

校正済みのはずなのに「英語がまずい」「間違いだらけの英語．信頼できるNativeの校正を」と原稿が戻されてきたら，頭にくるのも当然です．でも実は，著者が日本人というだけで「英語がまずい」と原稿が返されるのはよくあることだと言われています．10年以上医薬分野での経験のあるベテラン校正者の校正済みであってもそのような事態は起こりえます．

Reviewerの指摘に従って英文の校正や表現を見直すことは，アクセプトに至る重要なプロセスですが，校正を依頼した会社に「英文校正証明書」を発行してもらうのもひとつの手．投稿時に英文校正証明書を提出することを求める雑誌もありますし，再校正をせず証明書をつけて再提出しただけでアクセプトされた事例も過去にはありました．奥の手として覚えておいてはいかがでしょうか．

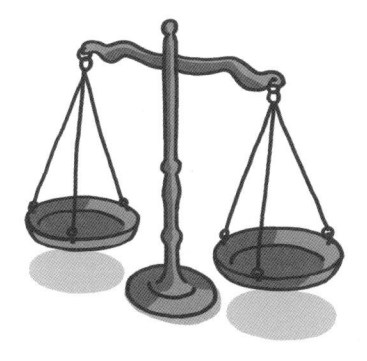

引用文献, 利益相反, 謝辞
References, Conflict of interest, Acknowledgments

section 11

本文が仕上がると，論文作成はいよいよ最終盤に入ります．構成上，たいてい本文の後に，利益相反，謝辞，引用文献の順に述べてあります．が，引用文献は本文内で付記することから始まるので，まず引用文献から入りましょう．

引用文献（References）

参考文献ともいわれます．すでに**発表された他人または自分（達）の表現を無断でコピペしてはいけません．2014年現在**，研究者は全員，よくご存知だと思います．参考にした先人の文献はこのリストに必ず記載しましょう．この記載法が実は多様多彩です．まず，ICMJE を見てみましょう．

前置きに，NLM（National Library of Medicine：米国国立医学図書館）が採用している American National Standards Institute Style に基づいて作成されている，とあります．医学研究者に莫大な研究助成金を配布する NIH（National Institute of Health：米国衛生研究所）傘下の大きな枠組みがチラリ垣間見られますが，閑話休題．直接的なルールへ跳びましょう．

References should be **numbered consecutively in the order in which they are first mentioned in the text**. Identify references in text, tables, and legends by **Arabic numerals** in parentheses. References cited only in tables or figure legends should be numbered in accordance with the sequence established by the first identification in the text of the particular table or figure. The titles of journals should be **abbreviated according to the style used for MEDLINE**（www.ncbi.nlm.nih.gov/nlmcatalog/journals）. Journals vary on whether they ask authors to cite electronic references within parentheses in the text or in numbered references following the text. Authors should **consult with the journal to which they plan to**

submit their work.

1. 本文で初めて記載する順に番号をふる
2. 番号はカッコ内にアラビア数字で記入する（カッコは不定，上付きの場合もある）
   例：the role of novel agents [12, 13]（Ann Oncol）
   例：from spontaneous regression[2,3] to dismal prognosis.[4-6]（JCO，NEJM）
3. 図表中のみの場合は，別途，その枠内で初出順に番号を付ける
4. 引用ジャーナル名は，**MEDLINE** に表示されている略語で表す
5. 投稿先のジャーナルの規定に従う

それでは JCO へ．

- A Journal article with one, two, or three authors：ジャーナル，著者3名以下の場合
  1. Dolan ME, Pegg AE：O6-**B**enzylguanine and its role in chemotherapy. **Clin Cancer Res** 8：837-847, 1997
  （著者列記に **and** は不要．題名は最初のみ大文字，ページ数は最初から最後まで完全に，年は最後尾）

- Journal article with more than three authors：ジャーナル，著者3名以上の場合
  2. Knox S, Hoppe RT, Maloney D, **et al**：Treatment of cutaneous T-cell lymphoma with chimeric anti-CD4 monoclonal antibody. **Blood** 87：893-899, 1996
  （氏名表記は3名のみ，et al を付記．短い誌名はそのまま）

- Journal article in press（manuscript has been accepted for publication）：アクセプトされたが，まだ出版されていない場合（投稿中でアクセプトが不明な場合は reference list に含めずに，本文中でカッコ内に記すのみ）
  3. Scadden DT, Schenkein DP, Bernstein Z, et al：Combined immunotoxin and chemotherapy for AIDS-related non-Hodgkin's lymphoma. **Cancer (in press)**
  （誌名のみ記してカッコ内に印刷中と表記）

- **Supplement**：補足資料（補遺）内の場合
  4. Brusamolino E, Orlandi E, Morra E, et al：Analysis of long-term results and prognostic factors among 138 patients with advanced Hodgkin's disease treated with the alternating MOPP/ABVD chemotherapy. Ann Oncol 5：**S53-S57**, 1994 (**suppl 2**)
  （補遺のページ，出版年，カッコ内に補遺の番号）

- **Book with a single author**：書籍，著者一人の場合
  5. Woodruff R：Symptom Control in Advanced Cancer. **Victoria, Australia, Asperula Pty Ltd, 1997, pp 65-69**
  （書名の名詞の最初はすべて大文字，出版地・出版国，出版社，出版年，ページ）

- **Book with multiple authors**：書籍，著者複数の場合
  6. Iverson C, Flanagin A, Fontanarosa PB, et al：American Medical Association Manual of Style (**ed 9**). **Baltimore, MD, Williams & Wilkins, 1998**
  （書名の名詞の最初はすべて大文字，[版表示]，出版地・出版州，出版社，出版年）（参考にしたページ数が多い場合などはページ数不記載）

- **Chapter in a multiauthored book with editors**：編集された著者複数の書籍における1章の場合
  7. Seykora JT, Elder DE：Common acquired nevi and dysplastic nevi as precursor lesions and risk markers of melanoma, in **Kirkwood JM (ed)**：Molecular Diagnosis and Treatment of Melanoma. **New York, NY, Marcel Dekker, 1998, pp 55-86**
  （参考にした章名[論文名と同等の記載]，編者名，書名[名詞の最初はすべて大文字]，出版地・出版州，出版社，出版年，ページ）

- **Abstract**：要旨／抄録の場合
  8. Bardia A, Wang AH, Hartmann LC, et al：Physical activity and risk of postmenopausal breast cancer defined by hormone receptor status and histology：A large prospective cohort study with 18 years of follow up. J Clin Oncol 24：**49s**, 2006 (**suppl；abstr 1002**)

（補遺の場合にはページ，出版年，カッコ内に補遺の略記とアブストラクト番号）
9. Kaplan EH, Jones CM, Berger MS：A phase II, open-label, multicenter study of GW572016 in patients with trastuzumab refractory metastatic breast cancer. Proc Am Soc Clin Oncol 22：245, 2003（**abstr 981**）

- Conference/meeting presentation：カンファレンス／学会などで発表した場合
10. Dupont E, Riviere M, Latreille J, et al：Neovastat：An inhibitor of angiogenesis with anti-cancer activity. **Presented at the American Association of Cancer Research Special Conference on Angiogenesis and Cancer, Orlando, FL, January 24-28, 1998**
（発表したカンファレンス名または学会名，開催地，開催州・国，開催年月日）

- Internet resource：インターネットの場合
11. **Health Care Financing Administration**：Bureau of data management and strategy from the 100% MEDPAR inpatient hospital fiscal year 1994：All inpatients by diagnosis related groups, **6/95 update.** http://www.hcfa.gov/a1194drg.txt
（ホームページの**責任部署名**，参考にした題目名，**アップデート期日**，インターネットアドレス）

- Digital Object Identifier（DOI）：デジタルオブジェクト識別子（**online fast** で発表された場合）
12. Small EJ, Smith MR, Seaman JJ, et al：Combined analysis of two multicenter, randomized, placebo-controlled studies of pamidronate disodium for the palliation of bone pain in men with metastatic prostate cancer. **J Clin Oncol 10.1200/JCO.2003.05.147**

- Government Announcement/Publication：政府発表・出版物
13. Miller BA, Ries CAG, Hankey BF, et al（eds）：Cancer Statistics Review：1973-1989. Bethesda, MD, National Cancer Institute, **NIH publication No. 92-2789, 1992**

- ASCO Educational Book：ASCO 教育用冊子
    14. Benson AB III：Present and future role of prognostic and predictive markers for patients with colorectal cancer. **Am Soc Clin Oncol Ed Book 187–190, 2006**

NEJM は，最初の 3 名の完全氏名（とその後の et al）などほぼ同じルールですが，ページ数などが簡略化されています．
    1. Shapiro AMJ, Lakey JRT, Ryan EA, **et al**. Islet transplantation in seven patients with type 1 diabetes mellitus using a glucocorticoid-free immunosuppressive regimen. N Engl J Med 2000；343：**230–8**.
    2. Goadsby PJ. Pathophysiology of headache. **In**：Silberstein SD, Lipton RB, Dalessio DJ, eds. Wolff's headache and other head pain. 7th ed. Oxford, England：Oxford University Press, 2001：57–72.
    3. Kuczmarski RJ, Ogden CL, Grammer-Strawn LM, et al. CDC growth charts：United States. Advance data from vital and health statistics. No. 314. Hyattsville, Md.：National Center for Health Statistics, 2000. (**DHHS publication no. (PHS) 2000–1250 0–0431.**)
    4. U.S. positions on selected issues at the third negotiating session of the Framework Convention on Tobacco Control. Washington, D.C.：**Committee on Government Reform, 2002.（Accessed March 4, 2002, at http://www.house.gov/reform/min/inves_tobacco/index_accord.htm.）**

利益相反（Conflict of interest：COI）

ICMJE は次のように述べています．

Conflict of Interest Nortification Page
To prevent potential conflicts of interest from being overlooked or misplaced, this information needs to be part of the manuscript. ──

　医学研究における利益相反とは，寄付金など外部からの経済的利益関係があれば，公正かつ適正であるべき研究において，不公正・不適正な判断が行われる懸念があります．そのような利益相反が見過ごされたりしないよう，研究者の経済的利益関係の情報を論文に表示することが必要です．

実際にJCOでは本文の最後に次のような欄を設けています．

AUTHORS' DISCLOSURES OF POTENTIAL CONFLICTS OF INTEREST

ここに書かれている例をいくつかご紹介します．
1. The author(s) indicated no potential conflicts of interest. まったくない場合です．
2. Although all authors completed the disclosure declaration, the following author(s) and/or an author's immediate family member(s) indicated a financial or other interest that is relevant to the subject matter under consideration in this article. Certain relationships marked with a "U" are those for which no compensation was received；those relationships marked with a "C" were compensated. という書き出しで，各氏名の横にCやUが付記されています．

NEJMでは，本文の最後のパラグラフで，

> No potential conflict of interest relevant to this article was reported.
> Supported by the Ministry of Health, xxx.（国名）
> Supported by a＊＊＊grant from---and a ××× Award from---．（競争的資金や奨励金など）
> Dr. xxx reports receiving fees for serving on advisory boards for---．
> Disclosure forms provided by the authors are available with the full text of this article at NEJM.org.

■ 謝辞（Acknowledgments）

ICMJEでは，ダブルスペースで書く，word countの制限は受けない，という2点のみ記載されています．NEJMには規定なく，JCOにはありました！

Acknowledgments
Acknowledgments should include any contributors who did not meet the requirements for authorship and any science writers or corporate employees who participated in the development of the manuscript. Acknowledgments will

be published in the online version only at *JCO*. A reference to the availability of the online‒only material will appear in the print version of the article. The Acknowledgments section should appear on your submitted manuscript file after the body text and before the references.

著者の一人としては記載できなかったが研究に貢献した人＊，原稿作成にかかわったサイエンスライターや企業人に謝辞を呈するべき（呈するのがよい）と述べてあります．うれしい！ 感激します．私たちもその一人ですから．わかっていてくださる方はいるのですね．といっても，オンラインバージョンのみで閲覧可能．
　　　　　　　　　　　（＊：authorship の条件を満たさなかった協力者のこと．）
　しかしプリント版では，NEJM に，Acknowledgements と銘打たず，本文の最終パラグラフで，利益相反の表示をした後，さりげなく次のように簡明な謝辞がのっています．

We **thank** the study coordinator XX；YY and ZZ **for** their support in ---.

　このような形もいいですね．投稿先の規定に従い，また多くの実例にならって，記述してください．

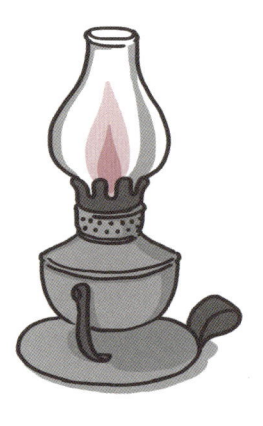

> Column

利益相反なんて怖くない

　大学所属のI先生.「利益相反って, 企業からお金をもらって研究結果を改ざんしているという問題ですよね. もちろん私は怪しいお金なんてもらっていないので, 利益相反はありません.」

　最近, 利益相反（conflict of interests：COI）という言葉を聞かれる機会が多くなったのではないでしょうか. 言葉だけを見ると, 利害の衝突と読めるので不正な行為のような印象を受けるかもしれません. I先生のように考えておられた方もいらっしゃるのでは？

　実は, 利益相反という概念自体にはネガティブな意味合いはありません. 医学研究について言えば, 利益相反とは企業等の第三者から金銭や器具, 人材等の資材の提供を受けた場合, また企業等から顧問料や講演料を受け取っている場合を指し, 投稿規定の定めによって状況を開示する必要があります. 実際にこれらの提供が研究結果を左右したかどうかは関係がありません. ですので, 科研費など公的な資金を使った研究も利益相反に該当します.

　利益相反で問題になるのは, 「実際には利益相反が存在したのに, それを公開していなかった」というケースです. 実際に不正行為が行われていた場合は論外として, 悪意はなくとも企業からの金品の提供を受けていて, それを開示していなかった場合大きな問題となります. 純粋に研究のために使っていたとしても疑惑の目で見られるのは免れませんし, 疑惑を晴らすために大きな労力を払わざるを得なくなります.

　問題は「公開していない」ことなので, 判断の難しいケースはあえて書かない…よりもとりあえず書いておく, という姿勢のほうが実は安全です.

section 12 論文投稿

　適切なタイトルのもとに著者（複数）の名前，所属機関の名前・住所，連絡先（住所，国際電話・Fax 番号，メールアドレス）など必要事項を記載した表紙（Title page：第一章参照）をつけ，図表も加えて論文が仕上がりました．第一投稿先も決めました．この段階で投稿先に直にメール送信していいのでしょうか．ファイルを添付する際には，メールにその旨記載しますね．ファイルを送ります，どうぞよろしくといったメールですが，それだけなら，メールにしか残りません．カバーレターを添付ファイルに加えましょう．

■ カバーレター

　JCO には，投稿する論文がどのような意義をもっているか，他と比べてどれだけ独自性があるか，同チームによる同系の先行論文があればそれについてカバーレター（Cover letter）に記載すること，という規定があります（With each new manuscript submission, authors must include a cover letter describing the significance of the work, its uniqueness, and any similar work the authors reported previously）．

　NEJM は，原著論文のオンライン投稿時には必要でないが（You do not need to send a separate cover letter file with your online submission），その後必要になれば，本文中の資金源の項かカバーレターで利益相反についての記述を要請する（We will request it later, if necessary. However, we do request that you note major conflicts of interest in your cover letter or in the Source of Funding text box）としています．

　原著論文のカバーレターテンプレートには，上記以外にどのようなことを述べればいいのでしょう．最小限の必須事項とは何か，どのような順番で記載すればいいのか．ネットで数多く見つけることができますが，概略すると次のようになります．

- 第1パラグラフ：研究チームを代表して，貴社へ原著論文（題名：xxx）を投稿すること，著者全員がこれを承認していることを知らせる．
- 第2パラグラフ：研究の目的／内容，主要な結果と結論，その**意義や価値を述べる**（ここが重要）
- 第3パラグラフ：臨床研究は，**ヘルシンキ宣言**を基盤として行ったこと，他のジャーナルへは投稿していないこと，さらに利益相反についても開示する．
- 第4パラグラフ：編集長への謝辞

　これらを盛り込んだテンプレートは，使用に際して適宜調整が必要ですが，便利です．米国在住のProof readerを経て作成したASCAテンプレートを次のページに示します．ご利用ください．

Column

これは多重出版ですか？

　日本の雑誌に論文が掲載されたJ先生．「重要な知見なので同じ内容を英語でも出版して広く世に問いたい．でも，これって"多重出版（duplicate publication）"にあたるんだろうか？」

　確かに，異なる言語で同時に同内容の論文を発表するのは「多重出版」にあたるとされていますが，ICMJEは一定の条件を満たす場合「許容される二次出版（acceptable secondary publication）」として，これを認めています．
　著者が両方の雑誌編集者の許可を得ている，二次出版の論文が異なる読者層を対象としている，初版のデータと解釈を忠実に反映している，初版の優先権を尊重するため，初版との期間を1週間はあける，二次出版物のタイトルでそれが二次出版であると明示する，など．
　これらの条件をきちんと満たさなければ多重出版とみなすという学会や出版社も増えています．出版倫理への目配りもどうぞお忘れなく．

Cover Letter Template for the Manuscript of Original Research
Date
Editor's first name, family name, highest degree(s), Editor-In-Chief
(1) Journal name
Address

Dear Dr. (editor's family name) :

On behalf of my colleagues, I would like to submit to (1) the journal name **this manuscript of original research entitled "** (2) the title **." The manuscript has been read and approved for submission by all persons listed as the authors who have contributed to preparing it.**

We aimed to (3) the purpose , **using/focusing on** (4) primary endpoint and/or others . **Our results included** (5) the main result , **indicating** (6) conclusions/near conclusion . **Our findings will be of special interest to readers of your journal because they suggest/ indicate/ support/ etc.***

The study was conducted according to the Declaration of Helsinki. This manuscript has not been submitted or published and is not under consideration for publication elsewhere. This study was funded by a grant from xxx.

We graciously thank you for your time in reviewing this submission.

Sincerely,

Signature

Author's name [highest degree(s)]
Address
Phone number
Fax number
Email address

* : are of use for/ the basis for/ important for/ important in terms of/ applicable to/ informative in demonstrating/ helpful in understanding, helpful in demonstrating, pivotal in understanding, pivotal in demonstrating ---

Column

翻訳会社とも長いお付き合いを

　ご自分の研究成果をまとめたばかりのK先生．「海外の専門誌に投稿したいけれど，英語は苦手．翻訳から投稿準備まで依頼したい．投稿先はまだ決めていないけれど，日本語原稿は完成しているし，翻訳会社は英語のプロ．とやかく言うより，任せてしまった方がいいよね？」

　本書を手にとった読者の皆さんは，ご自身の英語で論文に挑戦しようという意欲に燃えておられるはずなので，こんな事態には陥らないかもしれません．でも，仕事が忙しくて寝る暇もないのに，発表しなければならない研究成果がたまってきたら？

　日本語なら英語より執筆時間はかからない，成果を早く出したい，という時には翻訳会社のご利用もご検討ください．

　ただし，翻訳を依頼，nativeに校正してもらえば一気に解決とはいかないのが難しいところ．翻訳者も校正者も医薬分野に特化したプロですが，医療の最先端の現場にいるわけではありません．参考としてターゲット分野の最新でベストな英語論文を1本，自著があれば1本，専門用語をいくつかご指定して頂くだけでも，仕上がりの精度は上がります．投稿先も決まっているほうがベターです．投稿規定の違いによって，要求される情報やスタイルは千差万別だからです．

　英文校正にもいくつかレベルがあります．言語上のミスを修正し，読みやすさを確認するレベルが基本．本書で紹介されているジャーナルサブミッションサービスをご利用頂けば，よりきめ細かい対応が可能です．

　いずれのサービスをご利用頂く場合も翻訳会社とのコミュニケーションは不可欠．翻訳・校正という作業を通じて文章が論理的に整い，最も重要な内容がクリアに主張されていくケースは多く，レビュアーとのやりとりまで経験することで，特定分野の内容に通じた作業者も育ちます．「任せっぱなし」ではもったいない．究極のカスタマイズをするおつもりで「注文多め」にご利用ください．

リバイスする場合

投稿してから2・3か月後，編集者からメールが届きます．アクセプトなら，言うことありません．これに当てはまる方は，ごく少数の選ばれた常連の科学者でしょう．投稿初心者には，通常，プリントすると5〜10ページほどもあるメールになります．「興味深い研究ですが」という書き出しに続いて，「査読者から下記の質問や疑問があります．すべてに対処してください．修正完了を待って，掲載可能と決定しました」といったような文面があるでしょう．質問・疑問のいずれも，見落としのないようにと念を押しています．見落としがあれば，掲載は延期されるかもしれません．

Please **take note of all the reviewers' remarks** below. We have discussed your paper within the Editorial Committee and we have decided that **it could be accepted for publication, pending minor revision**.

Before submitting your revised manuscript, **please be sure to carefully follow the reviewers' remarks below**. Any omission could result in delay in the review process.

この後に，2・3人のReviewersによる，それぞれのコメントがぞろぞろと現れます．こうなると，「やれやれ」ではありますが，「やった！」と考えたほうがいいと思います．この段階で，アクセプトが確約されたわけではありませんが，越えるべき山が見えたのです．たとえ険しくとも，山越えはトライ，アンド，サクセス！です．

どのような質問・疑問があるのか，どのように対処すればいいのか，例を挙げてみます．

From Reviewer 1

Comments to the Author
This is an interesting paper, dealing with the role of therapy TT in the disease DD. --- There are a few points that need to be clarified prior to consider the manuscript for publication.
1) the SS stage shows a clear tendency (even if not statistically significant) for more advanced DD in non-TT group: ** % vs * %. The Authors should discuss the issue, particularly in light of the findings requested by the

reviewer at point N 4.
2) -----
3) -----
4) the causes of death within the 2 groups must be detailed (DD-related deaths vs [organ]-related deaths vs other) and possible correlation with the procedure looked for.

疾患 DD に対する治療法 TT がどのような役割を担っているかを取り上げた興味深い論文です．--- この論文の掲載を考慮する前に，明らかにしておくべき点がいくつかあります．
1) 病期 SS の場合，non-TT 群では，疾患が進行する傾向（統計的有意性はなくても）があきらかに見られます（** % vs * %）．この点を第 4 番目の問題と合わせて，論じてください．
4) 2 群の死因について詳述（DD- 関連死：[organ] 関連死：その他）する必要があります．さらに TT との相関関係の有無についても．

回答レターは，まず，査読者に対する謝辞から始まり，コメント一つひとつを，そのまま記載して，それに対する回答を述べていきます．

RESPONSE TO REVIEWERS

We wish to express our appreciation to the reviewers for their insightful comments, which have helped us to significantly improve our manuscript.

POINT-BY-POINT RESPONSES TO THE COMMENTS OF REVIEWER 1:

Comment 1) the SS stage shows a clear tendency (even if not statistically significant) for more advanced disease in non-TT group: ** % vs * % . The Authors should discuss the issue, particularly in light of the findings requested by the reviewer at point N 4.

Comment 4) the causes of death within the 2 groups must be detailed (DD-related deaths vs [organ]-related deaths vs other) and possible correlation with the procedure looked for.

Response:

As noted, the proportion of patients with decreased [organ] function was higher in the non-TT group than in the TT group, which may have affected outcomes. We therefore evaluated outcomes according to the factors that could potentially affect survival. Z patients in each group had [factor 1]-affected function, and death occurred in 0/Z patients in the TT group versus 4/Z in the non-TT group. Among patients with [factor 2], death occurred in 1/Y in the TT group versus 1/X in the non-TT group. Among patients with [factor 3], death occurred in 6/W in the TT group versus 8/V in the non-TT group. These results indicate that even in patients with more advanced [organ] disease, the mortality rate was lower in the TT group than in the non-TT group. These details have been added to the text, as follows.

Column

Never give up！

1本の論文を仕上げたL先生．「この論文は10年間の研究の集大成．絶対に専門分野の雑誌にアクセプトさせてほしいので，お手伝いをお願いします」

　10年の集大成です．あだやおろそかにはできません．全力でお手伝いいたします！
　でも，翻訳からスタートしたこの論文，アクセプトまでの道のりは決して平坦なものではありませんでした．投稿先を変えるのは3誌程度まで，と言われることもあるのですが，4誌目までで2年が経過．3年目にはさらに3誌に投稿し，投稿先は合計7誌に．それでも先生の強い気持ちは変わりませんでした．10年の集大成ということで複数存在していた実験データをまとめて表示すべきポイントをクリアにし，時代の要請に従って検定法も一部見直しされました．投稿先が変わるたびに投稿規定も変わります．担当者もその度に丁寧な作業で規定合わせやサポートに徹し，ついに4年目．8誌目の正直で，ついに，アクセプトを勝ち取ることができたのです．信頼してずっと作業を依頼し続けてくださった先生への感謝とともに，1本の論文にかけられた膨大な時間と労力，そして熱い思いを学ぶことのできた貴重なケースです．

Page ○, lines # - ##
During the follow-up period, 11 patients (---%) and 10 patients (---%) died in the non-TT and TT groups, respectively. The causes of death were tumor (non-TT group, 3 patients (---%); TT group, 3 (---%)), [organ] insufficiency (4 (---%), 5 (---%)), pneumonia (2 (---%), 0 (0%)), and heart failure (1 (---%), 2 (---%)). There were no significant differences in cause-specific mortality trends between the two groups.

各レビューアーのご指摘に対して回答します．

Reviewer 1 へ
（コメント省略）
ご指摘のように，non-TT 群には［臓器］機能が低下した患者の割合が多く，予後に影響した可能性があります．これを確認するために，生存に影響すると思われる因子毎に転帰を精査しました．因子 1 は TT 群，non-TT 群共に Z 例ですが，死亡例は TT 群 0/Z，non-TT 群 4/Z 例でした．因子 2 での死亡例は TT 群 1/Y，non-TT 群 1/X，因子 3 では TT 群 6/W，non-TT 群 8/V であり，TT 群で死亡率が低いことが示されました．死因に関して，内訳を本文中に追記しました．

zz ページ xx 〜 yy 行目
追加した文章を記載

Reviewer 2 に対しても，
POINT-BY-POINT RESPONSES TO THE COMMENTS OF REVIEWER 2
から始めます．たとえば，

Comment 3. The conclusions in the last paragraph of the Discussion (page zz) are clearly overstated and the last sentence is unwarranted since the value of TT is still to be established in a prospective randomized trial.

Response:
As noted, this study was not a prospective randomized trial. We have therefore revised our conclusion as follows.

Page zz, lines xx and yy
prolonged → can prolong
contributed → can contribute

ご指摘のとおり，結論に関しては前向き無作為化試験での成績ではないために，TTが生存に寄与する可能性があるという表現に修正しました．

○ページ○行目
元の表現を記載 → 修正した表現を記載

このような対応を2・3回することによって，論文は最初のどうなることやら，から格段に進化し，優れた作品となって皆様の前にデビューするのです．

リジェクトされた場合

投稿すると，通常はすぐに，受領（受付：receive）したという連絡が届きます．その後，編集長がアクセプト可能か不可能かに大別して，可能な分を査読（peer review：研究者仲間＝専門家）に回します．不可能な分には，残念ですが当ジャーナルには向いてないので御引取ください（reject）というような通知が投稿者に届きます（受領と同時の場合もあるようです）．

査読コースの場合，たいてい2〜3人の査読者（reviewers）に回るので，数週間から数か月かかります．各査読者のコメントがついたレターが編集長のもとへ集まり，最後の合否が下されます．否，すなわち掲載拒否（reject）と判定されると，その通知がコメント付きの論文とともに投稿者に戻ってきます．

日も気も改めて，次のターゲットジャーナルへ突撃です．この場合，投稿規定が異なるので，それに合わせることが必要ですが，1から出直しではありません．まずコメントをよく読んで，よくなかった点を改めることです．足らなかった視点，研究・解析の方法，論旨の不備あるいは英語？（英語に問題がある場合は，ほとんど修正でOKになります）．どこに欠陥があったのか，よく読み直して，そこを補完してください．確実に論文の質は改善し，次の投稿先では，修正後受理になる可能性がぐんと高まります．

多くの場合，2番目，3番目の投稿ジャーナルで修正後受理され，掲載されていますが，それでもだめだったらどうしましょう．たいていはあきらめて，書いた論文はお蔵入り，となりますが，頑張って4番目，5番目——をトライし，数年かけてつい

Column

オープンアクセスジャーナルに投稿したら いくらかかるの？

次頁で紹介されているようなオープンアクセス誌に投稿したらいったいいくらかかるのでしょう？　ご参考までに Article Processing Charge（APC）をいくつかご紹介しましょう．

雑誌名	出版社	APC（US$）	APC（円*）
BMC Medicine	Bio Med Central	2,650	267,650
PLoS One	Public Library of Science（PLoS）	1,350	136,350
BMJ Open	BMJ Publishing Group	2,000	202,000
Scientific Reports	Nature Publishing Group（NPG）	1,350	142,500**
Nature Communications	NPG	4,800〜5,200	612,150**〜661,500**
The Lancet Global Health	Elsevier	4,750	479,750

*$=101 円換算　　　　　　　　　（2014 年 6 月現在．各誌ウェブサイト調べ）
**NPG 所定の日本円料金

ちなみに，2015 年に創刊が決まっている *Science* のオープンアクセス誌，*Science Advances* の APC は 1,200〜1,500 ドルの予定です（2014 年 2 月発表）．

オープンアクセス誌のディレクトリである Directory of Open Access Journals（DOAJ）の収録誌は 2014 年 6 月末現在で 9,856 誌．2009 年時には 5,000 誌程度だったといいますから（Laakso M, et al. 2011），ほぼ倍増しています．出版界・学術界に様々な変化をもたらすオープンアクセス誌の今後の動向に注目です．

に栄冠を得た猛者もいます．強い一念です！

■ オープンアクセスジャーナル

　近年は，もう一つ道があります．**オープンアクセスジャーナル**です．**オープンアクセス**とは，著者らが掲載料（論文処理費用：article processing charge［APC］）を払って掲載し，読者は無料というシステムです．従来は，商業誌と学会関連誌でしたが，商業誌の価格高騰に対抗する図書館の要求からオープンアクセスジャーナルが生まれたそうです．そういうジャーナルが増えてきました．今や，**オープンアクセスメガジャーナル（OAMJ）**とさえいわれる有様．適度な査読で時間を大幅に縮め，論文を速く効率よく出版することが特徴です．（https://www.nii.ac.jp/sparc/event/2011/pdf/5/doc1_nishizono.pdf）

　Public Library of Science（PLoS）からの **PLoS ONE** の成功で始まった **OAMJ 市場**には，英国の医師会雑誌 **BMJ Open**，Nature Publishing Group（NPG）の **Scientific Reports**，Elsevier 社の **The Lancet Global Health**，Springer 社が買収した最初のオープンアクセス出版社 BioMed Central の **BMC Medicine** などなど目白押し．各社ともこのビジネスモデルを支えるために**カスケード査読**（同じ出版社の他の雑誌に投稿を振り替えることが可能）を取り入れているそうです．OAMJ 市場に 2015 年から **Science** も参入との発表もありました．

　昨年からネットサーフィンしていると，グローバルなある製薬会社の治験結果の 1 報が従来の有名ジャーナルに，対象が異なる同社治験のもう 1 報が OAMJ に掲載されていました．若干，英語に差はありましたが，その後のニュースによると，それぞれ米・欧の新薬申請に問題なく使われた模様です．

■ ジャーナルサブミッションサービスを使おう

- 内容はほぼ完成しているが，仕上げと確認の時間が取れない．このまま投稿できるか確認してほしい方
- 可能な限り自力で英文を書いたが，ところどころ空白が残っている．日本語で説明するので，用語を文中から拾って英文を完成し，投稿まで手伝ってほしいという方

　研究論文投稿支援サービスをご利用ください．英語論文をネイティブ校正者と日本人校正者が協力して，投稿規定に準じた体裁に仕上げます．

お気軽にお問い合わせください

　投稿可能な体裁へ編集することを目的とし，受理（accept）を保障するものではありません．投稿規定からの逸脱または不足項目がある場合は可能な範囲でご提案をさせていただきます．

　別ジャーナルへの再投稿，査読対応（レビュアーへの回答），カバーレターの手直しなどについても，ご相談ください．

　　　　　　　　　　　　　　　　　　　　　東京　03-6459-4174
　　　　　　　　　　　　　　　　　　　　　大阪　06-6202-6272

ASCA 株式会社アスカコーポレーション
http://www.asca-co.com/index.html

謝辞

　本書の出版にあたって，多大なご激励とご助言を賜った，株式会社中山書店梅原真紀子様，企画室　北原裕一様，編集部　鈴木幹彦様に厚く御礼申し上げます．また，真摯なご助言とさまざまな便宜を図っていただいた株式会社アスカコーポレーション社長　石岡映子様，オンライン版マネージメントとコラム寄稿をしてくださった同社営業部の早川威士様，出版社との連絡や草稿チェックをしてくださった稲冨悠里子様，コラム寄稿に加え ICMJE 規定や草稿のチェックをしてくださった同社 QC 部の橘　尚子様，native として協力してくださった Dr. Robert Gutman，ならびに現場の意見をくださった同社営業部の方々に心より深謝いたします．

　　　　　　　　　　　　　　　　　　　　　　　　　　　　　田村房子

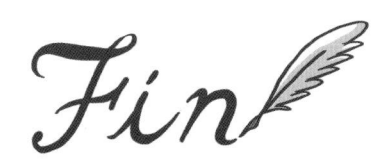

中山書店の出版物に関する情報は，小社サポートページを御覧ください．
http://www.nakayamashoten.co.jp/bookss/define/support/support.html

ワンランク上のジャーナルに
アクセプトされる英語医学論文作成術
最新の臨床研究から学ぼう！

2014年9月25日　初版第1刷発行 ©　　〔検印省略〕

著　者──田村　房子（たむら　ふさこ）
発行者──平田　直
発行所──株式会社　中山書店
　　　　〒113-8666　東京都文京区白山1-25-14
　　　　TEL 03-3813-1100（代表）　振替 00130-5-196565
　　　　http://www.nakayamashoten.co.jp/

本文デザイン──ビーコム
装丁　　　　──ビーコム
イラスト　　──マエダヨシカ
印刷・製本──三報社印刷株式会社

Published by Nakayama Shoten Co., Ltd.　　Printed in Japan
ISBN 978-4-521-73979-3
落丁・乱丁の場合はお取り替え致します

本書の複製権・上映権・譲渡権・公衆送信権（送信可能化権を含む）
は株式会社中山書店が保有します．

JCOPY〈(社)出版者著作権管理機構 委託出版物〉
本書の無断複写は著作権法上での例外を除き禁じられています．
複写される場合は，そのつど事前に，(社)出版者著作権管理機構
（電話 03-3513-6969，FAX 03-3513-6979，info@jcopy.or.jp）の許諾を
得てください．

本書をスキャン・デジタルデータ化するなどの複製を無許諾で行う行為は，著作権法上での限られた例外（「私的使用のための複製」など）を除き著作権法違反となります．なお，大学・病院・企業などにおいて，内部的に業務上使用する目的で上記の行為を行うことは，私的使用には該当せず違法です．また私的使用のためであっても，代行業者等の第三者に依頼して使用する本人以外の者が上記の行為を行うことは違法です．